# Auto da fé

*… Licenziando queste cronache
ho l'impressione di buttarle nel fuoco
e di liberarmene per sempre (E. Montale)*

# Francesca Marra

# SOLITUDINE
## ALLO SPECCHIO

*Romanzo*

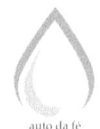

auto da fé

*Se potessi esprimere soltanto un desiderio*
*ti regalerei un'altra vita.*
*Con la speranza di esserci riuscita*
*attraverso le pagine di questo libro,*
*dedico interamente a te il mio traguardo.*
*A te che sei stato e resterai per me*
*la misura di tutte le cose.*
*Ti amo, nonno.*

Francesca Marra

# Solitudine allo specchio

# CAPITOLO 1

«Svegliati, Mimo, oggi è un giorno importante! Te l'ho detto mille volte che non devi studiare di notte, non ti basta rientrare così tardi dal lavoro?». Il mio orecchio percepì soltanto l'eco dell'ultima parola, ma fu sufficiente a farmi spalancare gli occhi in direzione della sveglia: le otto di mattina. La voce di Frankie, dal tono provvidenziale, era arrivata a salvarmi dai rimproveri che mi avrebbe urlato contro Camiller se fossi arrivato in ritardo in ospedale. Era tardi, tardissimo. Il taxi prenotato la sera precedente sarebbe arrivato tra diciassette minuti; la riunione sarebbe iniziata dopo quarantacinque circa. Quella mattina, sul tavolo delle trattative, si sarebbe giocata una partita importante; ne stavamo discutendo ormai da una settimana insieme al team di esperti. La necessità di nuove risorse e strumenti all'avanguardia per migliorare le ricerche sperimentali si scontrava con le possibilità del nostro sistema sanitario. Ma il nostro polo ospedaliero era gemellato da tre anni con quello di Parigi e questo aggancio si dimostrò essere una grande fortuna. Camiller sapeva benissimo che io venivo da quella scuola. Effettivamente, anche i colleghi spesso mi chiedevano della mia formazione in Francia; capitava di trattenerci vicino alle macchinette del caffè (quello sconosciuto, che solo il nonno aveva la fortuna di prendere al villaggio), installate nei corridoi e arrivate nella capitale grazie ai fondi del concorso vinto. Un riconoscimento importante che ci aveva garantito il titolo di migliore azienda ospedaliera togolese, con la possibilità di fare nuove assunzioni e adempiere a incarichi più importanti in sperimentazione e sviluppo nel reparto di medicina interna. Camiller non era solo il primario del reparto di psicologia clinica e psicoterapia in cui lavoravo ormai a tempo indeterminato; in lui riuscivo a vedere molto di più che un semplice uomo dai baffi lunghi e il camice bianco che odorava di tabacco. «La barba lunga trattiene i germi e mi farebbe ammalare, i baffi sono sinonimo di saggezza» mi aveva risposto quando gli avevo chiesto il motivo di quella scelta che trovavo buffa. Poi ero rimasto a osservare il suo indice che ruotava intorno a quei peli grigi e il suo sguardo colmo di dissenso: era il suo rituale personale, quasi volesse dimostrare la regola necessaria per vincere un gioco.

La verità era un'altra: dai tempi adolescenziali amava imitare Salvador Dalí, il pittore, e in reparto lo sapevano tutti. Spesso chiacchieravamo in cortile dopo pranzo, quando gli orari ci facevano incontrare e lui, stanco del lavoro, mi ripeteva che forse avrebbe dovuto fare l'artista: la vita alla gente l'avrebbe salvata lo stesso, utilizzando le tempere colorate e non quelle amare medicine. Era un uomo distinto e rimaneva piuttosto riservato ma allo stesso tempo era un vero portento in tutti i casi che passavano dalle sue mani. Avevo avuto la fortuna di conoscere la sua famiglia durante l'ultima cena del reparto. Erike, suo fratello minore, mi aveva ricordato subito Alan: indossava lo stesso sorriso ingenuo ma dalla forza unica e coinvolgente. Tra noi era partito un abbraccio inaspettato e sincero, mi ero commosso a lungo ed ero tornato a salutarlo due volte prima di lasciare la sala del ristorante. Poi mi ero fermato a pensare al potere e all'impatto che i ricordi hanno sul presente, soprattutto quando si fa più fatica a staccarsene. Erano passati quindici anni da quando Alan non c'era più, eppure continuavo a cercarlo ovunque e bastava un incrocio di sguardi per tornare da lui.

# CAPITOLO 2

Il taxi sarebbe arrivato da lì a breve, ma quando mi trovavo di fronte a Frankie non potevo evitare di incantarmi davanti ai suoi gesti, ormai abituali: tra questi, rimaneva in testa alla classifica il momento che mi dedicava ogni mattina per farmi il nodo alla cravatta. Con la coda dell'occhio tenevo sotto controllo il quadrante dell'orologio dal cinturino nero. Versatile e comodo, me lo avevano regalato dei pazienti che avevo avuto in cura durante l'inverno precedente; da quel giorno era diventato un accessorio per me indispensabile. Tra un morso fugace alla mela matura e un bacio sulla guancia alla donna che accompagnava i miei giorni da circa tre mesi, guardai di striscio il calendario trattenuto con una calamita al frigorifero: mancavano pochi giorni al mio compleanno, il 4 marzo. Ma a questo ci avremmo pensato poi con calma, davanti a un piatto di zuppa caldo e un calice di vino rosso. «Scappo ché c'è il tassista fuori che aspetta!

Ci vediamo stasera, ciao amore!». Così dicendo, afferrai la borsa da lavoro che avevo comprato alle bancarelle vintage dell'usato e mi precipitai nel taxi, chiudendo la portiera con decisione. «Ospedale centrale, terzo isolato a ovest, sedicesima via» pronunciai volgendo le spalle alla strada per cercare la sagoma di Frankie che in lontananza continuava a salutarmi affettuosamente. Sentivo il cuore scoppiarmi fuori dal petto tanto che la musica della radio non bastava a coprirne il rumore. Sarei arrivato con 7-8 minuti di ritardo, cercando di far passare la cosa inosservata catturando l'attenzione dei presenti con il caffè della bakery di fronte l'ingresso dell'ospedale. Iniziai a rimproverare il mio autista ogni volta che il suo rispetto della segnaletica del codice stradale mi faceva rallentare, quando, in prossimità di uscite o gallerie, il cambio automatico scalava di marcia, tenendo conto dei limiti di velocità e ignorando la mia urgenza. Senza di me non sarebbe potuto cominciare, era necessaria la presenza di tutti i collaboratori. Il badge identificativo mi tremava fra le dita e una goccia di sudore freddo mi bagnò la guancia. Era il 1° marzo 1995: l'ospedale aveva richiamato all'ordine tutti i medici specialisti operativi nella provincia. Era stato indetto un nuovo bando di concorso per la copertura di un posto a tempo indeterminato nell'amministrazione del reparto di oncologia pediatrica. Le parole di introduzione alla riunione risuonarono nella stanza più grande di cui l'ospedale disponeva: entrai in quel preciso momento, praticamente già esausto. Camiller indossava una cravatta verde smeraldo e una camicia bianca di cotone; la fine dell'inverno offriva un clima mite e giornate di sole caldo. Timidamente lo salutai e occupai il posto libero alla sua destra, sperando che nel suo silenzio vi fosse comprensione e non ammonimento. Io e i miei colleghi fummo chiamati all'appello prima di tornare a occupare i nostri posti. Lo scopo dell'incontro era quello di raccomandare ai dipendenti interni di diffondere l'opportunità offerta tra i propri conoscenti affinché si riuscisse a inserire nell'organico dell'ospedale una persona fidata e responsabile, che quindi avrebbe richiesto meno tempo di affiancamento. All'inizio della nostra missione avevamo tutti fatto un giuramento, e non diversamente sarebbe avvenuto per chi si sarebbe aggiudicato quell'unico posto messo a disposizione dal bando. Talento, audacia e preparazione, ma anche voglia di imparare e disponibilità di tempo erano i prerequisiti del candidato perfetto: quello del responsabile di plesso era stato un discorso conciso, durato appena 10 minuti, seguito da un briefing in cui prendere atto delle criticità da obiettare e i punti di forza da vantare della nostra struttura sanitaria. L'ordine del giorno, verbalizzato e precedentemente comunicato, enucleava poi alcuni elementi cardine della situazione attuale: assenza di medici cardiologi, materiale ludico insufficiente per la riabilitazione di bambini e bambine, ambienti sottodimensionati per i momenti di ricreazione.

Una volta terminato il discorso tra sonori applausi e ringraziamenti specifici ai direttori e ai responsabili di ogni reparto, io e Camiller cominciammo ad accusare il sonno e diventammo intolleranti a quella situazione di assembramento. Una volta lasciati i rispettivi posti, ci dirigemmo nel suo ufficio, pieno di ricette e moduli da compilare. «E tu? Hai un amico esperto del settore, magari neolaureato, di cui ci possiamo fidare?». Pensai subito al tirocinante che mi aveva aiutato durante l'ultimo semestre: era una persona curiosa ma bonaria, con grandi ambizioni in tasca. «Ti volevo proporre Lucke: è stato il mio braccio destro durante gli interventi di pronto soccorso, non ha mai sbagliato una mossa!». «Chi? Il ragazzino che sognava di fare il giro del mondo? Devi smetterla di pensare che siamo tutti uguali a te, Mimì: innati sognatori onesti!». Soltanto lui mi chiamava "Mimì": un diminutivo simpatico che gli concedevo allegramente. «E tu dovresti smetterla di essere malpensante di tutti! Mio nonno ti darebbe proprio del filo da torcere!» lo rimbeccai io, fiero di citare il nonno come contraltare a quel suo momento di negatività. «Ecco, a tal proposito; non avevamo in programma di andare dalla tua famiglia questo fine settimana?» incalzò Camiller, cominciando a infilare i guanti e la mascherina chirurgica. «Sì, hai ragione! Devo ricordarlo a Frankie e comprare un regalo per Ciarlene». Toc toc, qualcuno bussò alla porta: erano le prime visite che testimoniavano l'inizio della giornata di lavoro. Feci cenno a Camiller che ne avremmo riparlato per concordare l'orario di partenza e mi diressi nel mio studio, contrassegnato all'esterno da una targhetta bianca e nera che portava il mio nome e cognome: Mimo Lyghori. Quel posto era ormai la mia seconda casa ma ogni volta che ci entravo era sempre emozionante: l'odore di cuoio delle vecchie poltrone e i quadri che tappezzavano le pareti davano all'ambiente un'atmosfera positiva e promettente. Ero distratto dalle ultime parole di Camiller e dalla responsabilità che ne derivava: tornare a Koutammouko era sempre bellissimo e la forza che scoprivo nell'affetto delle mie sorelle era una ricchezza che non avrei scambiato per nulla al mondo. Saremmo partiti il venerdì seguente, quando il lavoro ci avrebbe concesso una tregua a ridosso del week-end; alla guida ci saremmo alternati io e Camiller, accompagnati dalle nostre donne. E qui bisogna aprire una parentesi fondamentale per il lettore, affinché possa innamorarsi anche lui di Frankie, così come succedeva a me ogni volta che la vedevo e lei cominciava a sorridermi.

# CAPITOLO 3

Il suo sorriso, sì; quello di chi ha superato mille battaglie ma è ancora in grado di lottare. Quello coinvolgente e a tratti disarmante. Quello magico, in grado di migliorarti l'umore. Non è l'amore – non solo – a farmi scrivere di lei queste prime lodi. Frankie ha dovuto combattere mostri che probabilmente non avrei mai conosciuto se non l'avessi incontrata. La sua storia era una storia vera ma mi lasciava stupito ogni volta che la sentivo raccontare da lei o da qualcun altro, come se ascoltassi la trama di un romanzo o di un film. Quel passato che con lei era stato severo andava compensato al presente, con costanza e dedizione. E chi meglio di uno psicoterapeuta specializzato – come ero io – avrebbe trovato la giusta cura a tante ferite del passato? Era cresciuta senza padre e in gravi condizioni economiche, in Sud Africa, nella regione occupata dal fiume Orange, la Pretoria. Abile contadina, sua madre avrebbe desiderato che si affermasse in agraria e che rimanesse al suo fianco, nella cura delle mansioni domestiche. Spirito ribelle e prospettiva lungimirante erano gli ingredienti che Frankie aveva applicato quotidianamente per raggiungere una posizione di successo diversa da quella desiderata per lei dalla madre. La morte di suo padre aveva segnato una ferita insanabile nel suo percorso, ma i suoi sogni erano più forti del lutto da elaborare. La donna che avevo la fortuna di amare e veder crescere condivideva con me più di quanto credessi: un passato da rivendicare e un futuro da realizzare. Aveva ereditato una dote, tramandata di generazione in generazione, da una vecchia antenata, vedova e senza prole; tutto il resto l'aveva ottenuto con le proprie forze, vincendo borse di studio durante i vari tirocini in studi convenzionati con l'ospedale della capitale, fondamentali per chiedere il trasferimento vicino casa. Offriva il suo tempo per aiutare i bambini nei compiti pomeridiani: lo faceva a titolo gratuito, per arricchire la sua persona oltre che per cominciare a esercitare la professione che avrebbe voluto ricoprire in seguito. Sapeva che un giorno i suoi sacrifici sarebbero stati ricompensati: non aveva mai smesso di pregare. Aveva una capacità innata nell'aprire i cuori delle persone, prima delle loro menti. Riusciva a far innamorare anche i cinici, aveva una dote innata per la comunicazione e la relazione. Mi ritrovai ansimante nel mio ufficio a pensare a lei, e realizzai che qualche giorno dopo saremmo arrivati al villaggio dove le avrei presentato finalmente Ciarlene, Adeline e il nonno. Lo schermo del cellulare concessomi dall'ufficio si illuminò all'improvviso, segnando le 10.00 del primo martedì del mese: mancavano soltanto tre giorni alla partenza. Saremmo rimasti con la mia famiglia fino alla domenica sera per festeggiare anche il compleanno di Ciarlene, nata soltanto due giorni dopo di me – e non a caso, pensavo io, il nostro legame era intriso di empatia. Durante la nostra infanzia non avevamo mai potuto festeggiare; nelle cerimonie più importanti ci era concesso danzare oppure condividere momenti di rito cadenzati dal canto e da qualche discorso di riconoscimento. Non ci era mai stato permesso, però, di poter acquistare festoni o palloncini; i desideri andavano espressi volgendo lo sguardo al cielo e appellandosi al divino, non al fumo proveniente dalla cera bruciata di candeline colorate.

Ero entusiasta all'idea di presentare Frankie alla famiglia e approfittai di quei momenti di pausa per improvvisare l'incontro, recitando entrambe le parti come su un palcoscenico. Era fondamentale l'approvazione di Adeline, mia madre, ma allo stesso modo il giudizio positivo del nonno e di Ciarlene servivano per consolidare il nostro legame. «Vi presento... Ecco a voi: lei è... Frankie, la mia prima e unica donna». Iniziai a perdermi nelle simulazioni, accompagnando la voce alla gestualità, da vero attore specializzato nel mimo. Vista dall'esterno, quella scena avrebbe fatto ridere anche Camiller, che sembrava passare la maggior parte del suo tempo libero a escogitare strategie per rimanere serio e imperturbabile, come il suo lavoro richiedeva. L'obiettivo rimaneva quello di conquistare la fiducia di casa e ottenere l'approvazione della mia famiglia; le avrei chiesto la mano, prima o poi. Dico 'poi' perché il progetto di un'unione civile o religiosa con Frankie si sarebbe concretizzato non prima di un anno, quando lei avrebbe superato il concorso ordinario per l'insegnamento, aggiudicandosi il posto fisso che ci avrebbe assicurato maggiore stabilità. Insegnante di lettere alle scuole secondarie, sì. E questa volta non c'erano dubbi: avrebbe superato l'esame. Mi ero assentato dallo scorrere del tempo quando guardai l'agenda degli appuntamenti e mi accorsi che dopo una manciata di minuti sarebbe arrivata Martine. Era una paziente speciale con la sindrome di Asperger, un disturbo annoverato fra quelli dello spettro autistico. La nostra terapia era necessaria affinché la madre potesse richiedere all'ospedale mensilmente più sussidi per la figlia con meno dispendio possibile. Da Martine avevo imparato tantissimo: osservava sempre il movimento del mio mento quando parlavamo, non amava il contatto oculare e alcune volte sembrava volesse scappare. Poi tornava a dondolarsi avanti e indietro e a emettere suoni con la bocca simili a lamenti; tutti segnali che riflettevano la sua diagnosi. Ma quest'ultima nascondeva, in realtà, una particolarità: la bambina aveva dei poteri che la differenziavano da chiunque. Nella diagnosi si leggeva infatti: «capacità di vedere le cose in modo creativo, dovuta al modo proprio di interpretare le cose, estrema onestà e umorismo». Ma la caratteristica che in assoluto amavo di più di Martine era l'interesse che nutriva verso gli altri e la cura che impiegava nei nostri incontri. Le proponevo attività ludiche specifiche che la vedevano coinvolta e alle quali rispondeva sempre bene, ma soprattutto era premurosa nel domandarmi ogni volta come stessi; lo faceva anche più volte nell'arco della stessa seduta. Era una fortuna poter lavorare con lei; avremmo valorizzato e consolidato i suoi punti di forza prima di gridare al mondo intero che "essere diverso" non corrisponde quasi mai a "essere peggiore". Il campanello suonò due volte, e dopo il mio «Avanti!» comparve sull'uscio l'infermiera di reparto in compagnia di Martine che, a seguito di una corsa istantanea per conquistare il posto al mio fianco, si mise a sedere, mentre la madre mi accennava un occhiolino dal fondo del corridoio, come per starsene dietro le quinte. Martine aveva me e io avevo lei. Due esseri umani completamente diversi accomunati dall'amore sconfinato per la vita. Lei aveva bisogno di me per rimanere "in forma"; io avevo bisogno di lei per sentirmi ogni giorno impareggiabile.

# CAPITOLO 4

L'incontro con Camiller non sarebbe avvenuto quel giorno. La mensa era colma di colleghi che si affrettavano per consumare il pranzo e fermarmi a chiacchierare non rientrava nelle mie possibilità: dovevo concentrarmi sul bando aperto per l'ospedale perché ci era stato chiesto di esprimere una preferenza da presentare in segreteria entro sette giorni, e il fine settimana al villaggio mi avrebbe portato via già troppo tempo. Decisi quindi di rintanarmi in ufficio dopo aver intascato un sandwich costato due franchi alle macchinette del seminterrato. Ero incollato davanti allo schermo del computer a pensare a chi, tra i miei conoscenti, potesse assumere quel ruolo. Il tempo scarseggiava e poter ottimizzare le risorse era un'opportunità che andava sfruttata bene. Rilessi cantilenando il foglio che riportava le caratteristiche del candidato, attento a non sporcare il materiale con la maionese che colava dal pane.

Non era un provino qualunque, né una selezione focalizzata su uno specifico tipo di talento. Nella possibilità di conquistare uno dei primi posti in graduatoria, la differenza la facevano il coraggio e la fiducia nel prossimo. Ricordavo che, durante la mia formazione in Francia, spesso mi capitava di trattenermi in ospedale dopo le lezioni di teoria, per affiancare colleghi più esperti di me e "importunarli" con ripetute domande e dubbi da chiarire che diligentemente ero solito appuntare su di un taccuino. Il precursore di questo operare era stato, senza dubbio, il nonno. Quando eravamo piccoli, il nonno amava passare il suo tempo con noi, i suoi nipotini: ci insegnava a guardarci intorno, ci spiegava le cose assumendo punti di vista diversi, anche contrastanti. Dettava alcune interpretazioni che io quasi ritenevo banali prima di ascoltare le sue parabole esplicative. Oratore indiscutibile, era al contempo un uomo pragmatico. Amava l'arte e sapeva bilanciarla con la scienza, dalla quale traeva le teorie necessarie per spiegare situazioni all'apparenza insignificanti. Privo di qualsiasi titolo di studio, la sua saggezza sapeva rapire la mia attenzione solo con la forza delle sue storie, della sua esperienza. Maestro di vita – della mia, almeno. Tornai al panino che adesso meritava tutta la mia concentrazione. L'ultimo morso, che solitamente mi indispettiva perché era solito scivolarmi dalle mani impegnate in altro, venne inghiottito senza passare dai canini. Buttai giù un sorso d'acqua per liberare il passaggio dal cibo che iniziava a farmi tossire. Quel giorno era diverso: sentivo dentro di me che qualcosa stava per cambiare e iniziai a focalizzare il prontuario che avevo tra le mani: «Ai fini delle mansioni fin qui descritte, per il posto bandito verrà preferita la candidatura di una donna». E continuava nella descrizione del profilo: «La candidata prescelta svolgerà un'attività di affiancamento del personale medico del reparto di oncologia pediatrica, affiancando e supportando nelle pratiche burocratiche e nella gestione dei pazienti». Scattai in piedi alla lettura di quelle ultime parole, mi diressi allo studio di Camiller e, mentre bussavo con la mano destra, cercavo di stropicciarmi gli occhi con quella sinistra, convinto di aver letto erroneamente. «Camiller, mi apri? Ho bisogno di parlarti… So che ci sei!». «Cosa c'è di tanto urgente?! Ho i minuti contati in pausa pranzo…». Quando aprì la porta, rimase di stucco guardando la mia espressione: ero diventato di cera e sentivo la pressione calare. «Durante il collegio di stamattina non è stato specificato il sesso del candidato! Si cerca una donna, hai letto il bando?», continuavo a indicare la notifica con l'indice. «È impossibile, avranno scritto male oppure ci sarà stato un errore di stampa!» controbatté lui, strappandomi il foglio dalle mani. La parola 'donna' compariva in più punti del bando del concorso: non poteva essere un errore, lo testimoniavano i sinonimi e le caratteristiche esposte, tutte al femminile. Cominciavo a essere agitato e impaziente davanti ai tentativi vani di Camiller di spiegare quanto appena letto, ma anche lui cominciò a essere agitato. «Be', bisogna dire che finalmente un luogo di lavoro pubblico apre le porte alle donne, offrendo loro una pari opportunità...». «Le tue parole sono giuste ma... Non mi aspettavo, ecco, che questo ruolo potesse essere indirizzato a una femmina». «Donna, Mimo, donna! Io comunque non mi assumo alcuna responsabilità; andrò a riferire alla segreteria di ufficio che non mi troveranno complice»: e così dicendo mi ripassò il foglio e mi indicò l'orario, dandomi le spalle e sparendo dietro l'angolo del corridoio. Non condividevo l'atteggiamento di Camiller ma credetti di indovinare il motivo della sua opposizione. Sua sorella era salita in cielo da meno di un mese, stroncata da un male localizzato troppo tardi. Era una dottoressa in gamba, abile con i bambini e animata da una grande curiosità nei confronti delle patologie cardiovascolari. Camiller aveva un dolore ancora troppo fresco per trattenere le sue reazioni: tendevo a giustificarlo e a stargli più vicino possibile: sapevo che lui avrebbe fatto lo stesso con me, se avesse saputo la sofferenza provata per la morte di Alan. Non risposi alla sua tristezza, però: preferivo rispettarlo in silenzio e cercai di cambiare discorso, quando mi accorsi che ero rimasto solo a monologare. Misi il foglio nella tasca dei jeans e corsi allo studio per visitare gli ultimi pazienti della giornata. Non facevo altro che scuotere la testa a destra e a sinistra come per autoconvincermi che avevo letto male. Diventai trepidante: non vedevo l'ora di tornare a casa per raccontarlo a Frankie; così decisi di chiamare un taxi per accorciare il tragitto verso casa. «Ehi, tesoro, sono tornato! Devo raccontarti una cosa importante!»: un bacio sulla schiena, seguito da uno sulla fronte e uno sulle labbra, come un rito di iniziazione che ci legava e andava ripetuto scaramanticamente. Erano le sue coccole preferite, quelle pomeridiane, consumate prima di mettersi a sedere al mio fianco e tirarmi per la giacca facendomi precipitare al suo fianco.

«Raccontami tutto».

# CAPITOLO 5

Mentre raccontavo a Frankie di quanto era accaduto quella mattina in ospedale, mi balenavano nel cervello tante idee alle quali non sapevo attribuire un senso. Pensavo alle donne più brave incontrate durante gli anni di formazione, coloro che mi erano state vicino professionalmente e personalmente, coloro che meritavano un salto di carriera. Spiegavo a Frankie che avrei voluto da tempo che le porte dell'ospedale si aprissero a una donna, che anche per loro si realizzasse la possibilità di un impiego dignitoso. Ero emozionato e incredulo, ancora faticavo a realizzare: c'erano tanti interrogativi in me che nel giro di poco si trasformarono in una richiesta di aiuto a Frankie. Quale sua amica avrebbe potuto vivere quella esperienza che, nel futuro, sarebbe diventato un posto fisso? Lei però iniziò a blaterare sottovoce suggerendomi di accantonare la questione perché se ne sarebbe occupato Camiller: in Frankie c'era la paura che le cose potessero sfuggirmi di mano e che potessi, così, essere allontanato dal lavoro. Un lungo silenzio interrotto dalla mia voce che, senza esitazioni, pronunciò il nome che diventò la risposta alle mie domande: Ciarlene. Con lei avevo un conto in sospeso che andava ripagato, nonostante tutto. La strada da percorrere non era facile: tra le clausole del bando c'era l'inammissibilità di candidature proveniente da parenti dei collaboratori in servizio, indipendentemente dal grado di parentela. Era una sfida che andava combattuta senza armi. Ma la percentuale di vittoria di portare Ciarlene in ospedale, anche se non lo avessi detto a nessuno, rimaneva davvero bassa. «Ciarlene potrebbe frequentare due anni accademici in uno, abbreviare i tempi di studio e approfittare dell'iscrizione all'università per farsi convalidare questo tirocinio!». «Tirocinio? Ma non era un posto a tempo indeterminato quello bandito?!». «Sì, infatti, ma il bando si rivolge a una donna che abbia già intrapreso questo percorso professionale e che parta da una base di conoscenze, e Ciarlene in vita sua ha messo le mani solo sul corpo di statuette di argilla...». Il palmo della mano chiusa mi toccò la fronte sudata, mi assentai in cerca di suggerimenti. Poi continuai: «C'è bisogno di un tirocinio che le faccia prendere familiarità con la materia amministrativa!».

«Quindi? Quali sono le tue intenzioni, furbacchione?».

«Nulla che vada oltre le righe! Chiederò al primario del reparto un colloquio e gli parlerò di persona».

Prima di progettare una qualunque mossa, dovevo ricevere l'approvazione a procedere dall'ospedale. Rimasi inerme a pensare: mi stupiva pensare che qualcuno potesse lavorare insieme a una donna. Quella "diversità" che limitava la loro presenza, riducendola a spazi angusti e improduttivi, adesso tornava utile. Una carta che andava giocata con maestria; avrei presentato Ciarlene ad Ambroise, il primario del reparto di oncologia e psicoterapia, e in questo modo mi sarei assicurato un vantaggio da non sottovalutare. Con le sue movenze e i suoi usuali gesti morbidi e sinuosi, mia sorella faceva magie senza saperlo. Incantava tutti, ma questa è una storia già letta.

Adesso avevo un compito più urgente delle responsabilità quotidiane di cui mi facevo carico. Il suo potere persuasivo passava ora nelle mie mani; dovevo convincere il reparto intero a fidarsi di lei, o quantomeno delle mie parole. Sarebbe stata la svolta della sua vita e della mia, di conseguenza. Ciarlene mi mancava ogni giorno sempre di più, e cominciavo a risentirne mentalmente: avevo un costante bisogno della sua energia positiva, del suo sguardo vispo e lucente, dei suoi abbracci terapeutici. Così pensando, mi misi in piedi di fronte a Frankie dicendo che avevo tra le mani un'idea brillante, e che avrei tentato di attuarla prima di condividerla con lei. La mia lungimiranza non sempre incontrava il mio lato fatalista – ma tra la ragione e l'istinto ultimamente preferivo il secondo. Un salto a piedi uniti e una doccia fredda erano quello che ci voleva per ripulire la mia mente annebbiata.

Mi addormentai senza consumare la cena, mi sentivo pieno di aspettative. Senza accorgermene avevo già il regalo di compleanno più bello per Ciarlene: un biglietto aereo di sola andata, da Koutammakou a Lomé. Adesso mi toccava procedere a passo svelto: avevo solo quarantotto ore per cambiare la sua vita.

# CAPITOLO 6

Frankie non mi aveva mai messo i bastoni tra le ruote anche quando le nostre opinioni su qualcosa non erano concordi. Amava suggerirmi il suo punto di vista, e per me la sua razionalità era fondamentale per bilanciare i miei istinti o per frenarli, nel peggiore dei casi. Il nostro legame funzionava bene perché era basato su quel rispetto reciproco che incontra la fiducia in ogni momento. Sapevo che in qualunque modo sarebbe andata l'avrei trovata dalla mia parte.

Ripetei come una poesia imparata a memoria gli step del piano escogitato durante la notte: vittoria del concorso, tirocinio, borsa di studio e ingresso in ospedale.

Il tutto attuabile nel giro di cinque anni, non senza un'opera di persuasione che si rendeva necessaria a monte. Un tempo lungo ma necessario, che avrebbe permesso a Ciarlene di raggiungere le competenze richieste.

Quella mattina al lavoro ci andai a piedi: erano in totale tre chilometri e sarebbero stati una manna dal cielo per schiarirmi le idee da illustrare ad Ambroise, dopo poche ore.

Mi fermai alla bakery per consumare una ciambella soffice e cremosa. Presi anche tre caffè, uno per me al bancone e due da asporto; Camiller ne sarebbe stato entusiasta e Ambroise non l'avrebbe rifiutato. I fazzoletti a disposizione dei clienti, posti accanto allo zucchero di canna, non mi erano mai piaciuti; mi graffiavano le labbra inferiori ogni volta che li utilizzavo, facendomi innervosire per la disattenzione. Saldai il conto e scappai in ospedale, pronto a "divorarmi" la scalinata centrale dell'ingresso. Ero perennemente in ritardo ma quella mattina ero in anticipo perché avevo una missione da portare a termine.

Adeline mi raccontava sempre che, quando frequentavamo la scuola, anche Alan era solito tardare, adeguandosi ai miei tempi. Mi consolava trovare in un amico la mia stessa imprecisione, il mio essere in difetto verso il tempo. Adeline continuava il rimprovero dicendomi che eravamo due «monelli», e che un domani mi sarei trovato in difficoltà quando lei non sarebbe stata al mio fianco a rimbrottarmi per farmi essere più svelto. Le mamme difficilmente non hanno ragione, ma anche questa è una storia già letta.

Tin: il badge strisciò velocissimo sullo schermo posto di fronte ai tornelli. Mi diressi in ufficio dove avrei letto degli articoli di giornale che avevo già salvato in cronologia: si trattava di testimonianze che mi sarebbero servite a sostenere le tesi che avrei discusso, da lì a poco, con il primario del reparto di oncologia e psicoterapia. Ambroise riceveva soltanto su appuntamento, come da ultime comunicazioni pervenute in reparto. Ma questa volta avrebbe fatto un'eccezione, o almeno speravo. Non era una persona corruttibile, il caffè non l'avrebbe neppure notato.

Alto e barbuto, aveva una pancia tondeggiante che tutti invidiavano. Si blaterava che Ambroise avesse una moglie bellissima, un pezzo da cento ambito da tempo in tutto il quartiere, prima del suo arrivo. Aveva la fortuna dalla sua parte; la mia, in questo caso, dipendeva da lui.

Posai le penne e l'agenda sullo scaffale impolverato dello studio e uscii di corsa, prima che i cancelli cominciassero si aprissero lasciando entrare il personale. Le mie speranze erano riposte nel suo umore, sempre troppo altalenante. Suscettibile ma anche autoritario, Ambroise era sempre stato d'aiuto per tutti i colleghi. Riusciva a raccapezzarsi in quei casi più critici che noi altri, per quanto bravi, davamo ormai come irrisolvibili. Dovevo ritagliarmi almeno quindici minuti per confrontarmi con lui, ma dopo alcuni ammonimenti da parte della sua segreteria me ne vennero concessi soltanto cinque. Rimasi vigile e ottimista, non avevo altra scelta.

Lo trovai intento a osservare alcune lastre sulla parete a led del suo studio, mi domandavo quante notti insonni aveva dovuto affrontare per regalare una speranza ai pazienti più bisognosi. Era solito incrociare le gambe e mantenere una postura supina. I suoi occhi chiusi lasciavano pensare che stesse ragionando. Quando li riapriva, dopo pochi minuti o anche il giorno seguente, Ambroise aveva le risposte che tutti noi cercavamo. Si manteneva giovane; il suo elisir era un amaro agrumato preparato esclusivamente per lui, da sua madre. Lo beveva due volte al giorno, al posto del caffè. Volevo spiegargli quanto sarebbe stato determinante quel traguardo per la mia famiglia ma non riuscivo ad articolare un discorso sensato: il tempo era davvero misero. Decisi di passare a una controffensiva che avevo preparato in precedenza e iniziai così a simulare una tosse rauca, per lasciare intendere che non era più solo in quella stanza in compagnia di radiografie ed elettrocardiogrammi.

«Buongiorno, Ambroise, sono qui per un motivo preciso; cercherò di essere sbrigativo, quindi le dirò subito che sono venuto per il bando, quello promosso per incaricare una nuova...».

«Salve, dottore, la stavo aspettando; si accomodi pure».

Qualcuno gli aveva forse svelato, a mia insaputa, che sarei passato da lui quella mattina? Ero confuso, lasciai a lui la parola, annuendo in senso di approvazione a ogni sua parola.

«Vede, l'ospedale ha promosso un bando mentre io ero a Parigi... Sollevando in questo modo un problema di tempistiche, un problema che mi sta portando via il sonno».

Smisi di annuire, mi sembrava inopportuno farlo a quelle parole. Apparivo interessato e confuso, ma non perdevo di vista l'obiettivo che muoveva i miei intenti.

«Dunque al mio ritorno» continuò repentinamente come se stesse recitando un copione, «una volta appurata l'emissione già approvata dal Consiglio superiore dei medici, non ho potuto fare altrimenti che firmare il verbale di protocollo e pubblicare la pratica».

Continuavo a non capire quale fosse il problema, ma mentre ragionavo in silenzio, lui diventò sempre più agguerrito nel difendere la sua posizione.

«Il nostro ospedale non ha sufficienti risorse, e questo nuovo incarico non possiamo permettercelo!», incalzò mettendosi in piedi con le braccia conserte. «Per almeno il primo anno la retribuzione non può essere erogata, siamo in debito con l'azienda francese, e non possiamo spendere ancora di più!».

Cominciavo a fare luce sulla questione, ma quale ne sarebbe stato l'esito era ancora una terra sconosciuta. Temevo di apparire annoiato e mi preparavo a rispondere al racconto accennato, quando Ambroise iniziò a urlarmi a pochi centimetri dal naso, cambiando repentinamente registro e credendomi complice della gravità degli eventi.

«Tu solo puoi aiutare le sorti di questo posto, devi presentarmi una persona che, come te, sia abituata al duro lavoro!».

Come fossero un tuono che si riverbera nel cielo, le parole gridate da Ambroise schiarirono ogni mio dubbio e mi arrivarono dritte al cuore. Sentii scendere una lacrima sul mio viso, completamente ignorata dal mio interlocutore che, tirandomi i guanti di lattice, concluse: «L'unica possibilità che abbiamo per non incorrere in una penale da parte del consiglio, a seguito della rinuncia al concorso, è offrire il posto a una candidata che sia disposta a formarsi prima che a realizzarsi economicamente!».

Così dicendo diede un pugno sul comodino vicino al tavolo da lavoro che, poggiando su due rotelle, avanzò dritto dritto alla punta dei miei piedi, "mordendomi" l'alluce destro. L'urlo di dolore che ne derivò venne forse inteso da Ambroise come un assenso entusiastico e festoso, e non tardò a complimentarsi con me, nonostante non avessi aperto bocca da quando ero entrato in quella stanza.

# CAPITOLO 7

Adesso mi spiegavo il motivo di quell'incontro accettato senza resistenze da parte di Ambroise. Avrei voluto rispondergli, ma in tre minuti e mezzo il capo aveva smesso di parlare e non mi era concesso di stare in quello studio un secondo di più. La segretaria mi aveva invitato a uscire consigliandomi di scrivere una lettera in cui esporre eventuali dubbi.

Quell'uomo non aveva affatto pazienza e la mia posizione si stava mettendo bene. Non avevo tempo da perdere: era mercoledì e soltanto due giorni mi separavano dalla partenza per il villaggio. Chiamai ripetutamente Camiller ma il segnale della rete finiva disperso.

Gli lasciai un post-it adesivo sulla parete del suo studio che non lasciava spazio a interpretazioni fantasiose: "Ho il regalo per Ciarlene, partiamo venerdì alle 19.00". L'arrivo al villaggio sarebbe stato insomma in tarda serata.

L'appuntamento era preso. I pianeti comincia-vano ad allinearsi e la fortuna continuava a baciarmi. Adesso però mi toccava la parte più delicata, ovvero l'ideazione di un piano infallibile. Ciarlene avrebbe dovuto studiare molto, ma le sue fatiche e il suo tempo non sarebbero stati compensati solamente con del denaro, ma con molto di più. Per la prima volta pensavo di servire a lei più di quanto lei avesse fatto per me. Non riuscivo a contenere la gioia. Il colloquio con Ambroise si era rivelato più semplice del previsto: lui cercava un'ancora di salvezza, io un riscatto dei tempi addietro, ma entrambi puntavamo alla stessa soluzione. Avevo la sua approvazione: dovevo solo cercare una dispensa per formare Ciar-lene in pochissimo tempo, gli strumenti richiesti per effettuare il tirocinio erano convenzionati dalle università, non da privati. All'ospedale le avreb-bero fornito gli strumenti necessari per cominciare e una sorta di rimborso spese; avrebbe studiato ogni mattina e messo in pratica quanto appreso ogni pomeriggio. Dettaglio fondamentale era che il tiro-cinio l'avrebbe vista vicina a me, e io avrei potuto aiutarla e supportarla continuamente. Era un piano magnifico dal finale incredibile, ma dimen-ticai la cosa più importante: Ciarlene non aveva una casa in cui stare, e senza soldi non poteva per-mettersi le spese di un affitto. Camiller non tardò a richiamarmi, ascoltando incredulo il mio incontro con Ambroise di poche ore prima. «Bene! Almeno posso lavarmene le mani di questa situazione e degli errori che potrebbe commettere Ciarlene! Devo dire che mi interessa davvero molto poco, ma sono felice che questo bando sia uno strumento per fare del bene alla tua famiglia: ve lo meritate tutti».

I suoi toni concisi non davano spazio a richieste di comprensione, dunque lasciai perdere il suo appoggio per quella volta e lo salutai affettuosamente, confermando, alla sua proposta, che ci saremmo visti per un aperitivo dopo il lavoro.

Avevo bisogno di Frankie ancora una volta, ma la giornata era lunga e impegnativa; stava arrivando Martine con la sua bambola di pezza tra le mani e le scarpette di stoffa cucite dalla nonna. Il mercoledì era il giorno che odiava di più perché le proponevo una terapia abbastanza severa, ma che nel tempo stava dando risultati soddisfacenti.

«Dottore, posso avere una caramella alla fragola?», mi chiese non appena la porta alle sue spalle si chiuse, allontanandola dalla madre.

«Martine, la caramella arriverà da te non appena risponderai bene ai miei esercizi» risposi io con il tono delicato che usavo solo con lei.

Preparai lo specchio "magico" decorato con brillantini colorati, quello che lei additava come nemico perché, quando ci guardava dentro, rifletteva sempre una figura «brutta e corta», dalle numerose lentiggini e gli incisivi sporgenti.

L'esercizio che ogni mercoledì le sottoponevo consisteva nello stare seduta davanti al suo riflesso, mantenendo prima gli occhi chiusi e poi aperti, intervallando un'espirazione lenta a una più veloce. Era una terapia che richiedeva un grande sforzo per una bambina che non riusciva ad accettare nulla di sé e dunque a specchiarsi.

Dopo vari tentativi le domandai cosa vedesse di fronte alla sua postazione contornata da pupazzi e giocattoli che predisponevo ogni volta per rendere lo spazio piacevole ai suoi occhi. Così la piccola paziente si sollevò sulle punte e avvicinandosi al mio orecchio mi sussurrò: «Solitudine, solitudine, solitudine». Lo ripeté almeno tre volte, forse per assicurarsi che io avessi capito: la pronuncia non era chiara ma il significato sì. La sua risposta non mi convinceva: per questo decisi di imitarla, per catturare la sua stessa prospettiva. Vedevo il suo viso basso e lo sguardo fuggitivo, come per scappare da un mostro che si avvicinava. Si sentiva sola, nonostante avesse sé stessa davanti agli occhi. Dovevo approfondire quel risultato, che veniva a essere fuorviato da un bacio inaspettato di Martine che mi sfiorò la guancia con le labbra.

I bambini con la sindrome di Asperger, general-
mente, presentano grandi difficoltà a relazionarsi e
a fidarsi delle persone: per questo il gesto di Martine coronò lo stupore che aveva già accompagnato
le prime ore di quel mio mercoledì. Mi commossi
mantenendo la compostezza del mestiere; in lei
vedevo quell'amore sincero e spontaneo che soltanto Alan era stato in grado di trasmettermi fino
a quel momento. Alan, che continuava a mancarmi
maledettamente…

# CAPITOLO 8

Salutai Martine con un retrogusto amaro in bocca; non avevo identificato ancora il motivo di quella sua risposta durante la terapia, ma ci sarei tornato più tardi quando, rimasto solo, cercai di mantenermi dritto davanti allo specchio.

I suoi contorni colorati mi distraevano, la mente viaggiava più veloce del tempo. Provavo a catturare i difetti nella mia fisionomia, mi ponevo le stesse domande che avevo posto a Martine. Non passò molto tempo dalla mia reazione: «Solitudine allo specchio»… Quella che arriva senza che tu te ne accorga anche quando sei circondato da mille persone ma te ne manca una soltanto. Che strano, era la prima volta che mi concedevo quell'emozione così forte e angosciosa, difficile da gestire. Pensavo a quanto doveva esserlo per la piccola, che a differenza mia aveva appena dieci anni e poca esperienza nella vita. Continuavo a imparare dai più piccoli, dal mio lavoro in generale. Avrei pensato, per Martine, a una terapia che potesse suggerirmi qualcosa in più dal punto di vista comportamentale, prima di intervenire clinicamente.

Ore 18.30: il promemoria mi ricordò dell'aperitivo con Camiller; ci eravamo dati appuntamento al solito bar, di fronte al parco comunale. Gli avrei confidato quella sensazione di inettitudine; chi meglio di un collega e amico poteva starmi vicino e alleviare quel tormento? Puntualissimo, lo vidi seduto su di una panchina rivolta verso la fontana centrale, con un giornale fra le mani, anonimo.

«Eccomi! Scusa il ritardo... Devo dirti una cosa».

«Sei sempre ritardatario, mi sorprenderebbe piuttosto il contrario, mio caro Mimì!» disse lui allegro, poggiando una mano sulla mia spalla.

Approfittai di quel clima gioviale: «Vedi, oggi in studio ho incontrato Martine per cominciare la terapia comportamentale. C'è stata una sua risposta alla terapia che non c'era mai stata finora; anche se è prematuro giudicare, ho bisogno di un parere...».

«Martine? La paziente con la sindrome di Asperger?»

«Lei in persona! Continuava a sostenere che non riusciva a identificarsi, che si sentiva smarrita e sola, come se la sua immagine riflessa fosse solo un'ombra sbiadita».

«E cosa ti dà da pensare? La bambina avrà inventato una risposta sbrigativa per evadere da una situazione – *come dire* – scomoda!».

«Mmh, non la vedo allo stesso modo. A lei l'esercizio piaceva, ha resistito più del tempo minimo per le rilevazioni...».

«Ah! E allora cosa c'è che non va? Attendi le prossime risposte e poi penseremo a intervenire, no?».

«No! Non è il caso di aspettare questo! Camiller, i suoi occhi erano tristi e spaventati, continuava a ripetermi «Solitudine allo specchio»; mi sono inquietato e l'ho raggiunta guardando nella stessa direzione. Ti assicuro che la bambina non mentiva... Anche io non sono riuscito a vedere nulla, le nostre sagome erano sfocate e quasi indistinguibili...».

«Bene! Vorrà dire che lo specchio è da cambiare o semplicemente che ti sei fatto prendere dal panico! E comunque smettila, mi stai mettendo un'angoscia tremenda!».

Camiller si alzò, ripulendo le spalline della sua giacca dalle foglie cadute dal pino gigante sopra le nostre teste. Finimmo di accordarci sulla fase successiva del percorso terapeutico: avremmo chiesto a Martine di disegnare quella solitudine che vedeva specchiandosi. Dal disegno avremmo potuto trasferire l'immagine, comprenderla e discuterne meglio. Avremmo provato a dare un volto a quella paura che la stava allucinando chissà da quanto tempo.

«Ora vuoi dirmi cosa hai pensato di regalare a tua sorella? Domani dobbiamo partire, fossi in te mi concentrerei più sul viaggio».

«Le comprerò il volo per venire qua... Sperando sia contenta dell'opportunità!».

«Grandioso, Mimì, ottima idea! Ciarlene ne sarà felice di sicuro!».

Nel frattempo eravamo arrivati al bancone del chiosco e ordinammo due Martini per snellire la tensione accumulata e per passare a discutere di cose più leggere. Le patatine al ketchup che venivano servite con l'aperitivo erano davvero squisite. Il potere confortante del cibo e la vicinanza di Camiller catturavano i miei pensieri: l'amicizia era quello, condivisione e autenticità, oltre che tempo e spazio. Lo salutai poco dopo, perché volevo tornare a studiare in autonomia come avremmo realizzato le faccende l'indomani, una volta arrivati al villaggio. Sentivo già l'odore della pelle del nonno, riuscivo a vedere il sorriso di Ciarlene, immaginavo le lacrime di gioia di Adeline, e contavo le ore che ci separavano.

# CAPITOLO 9

Louise, la compagna di Camiller, aveva preso una brutta influenza, di quelle che ti fanno accumulare pacchi di fazzoletti sul comodino. La sua tosse grassa e continua divenne fastidiosa, e Camiller le suggerì di non partire. Speravo che la sua assenza non avrebbe fatto desistere Frankie dal venire: aspettavamo da tempo la prima occasione buona per incontrare la mia famiglia. Mi consolò mentre eravamo ancora tra le lenzuola, svegliati da qualche minuto appena, rincuorandomi che, nonostante l'imbarazzo accentuato dall'essere l'unica donna che avrebbe attirato l'attenzione, non sarebbe mancata per nulla al mondo. Le spiegai che sarebbe andato tutto bene, tra il caffè amaro della colazione e una fugace lavata del viso, mentre le sue mani gelide sfioravano i polsini della mia camicia. Scambiammo il solito rito di effusioni sincere e ci salutammo con la raccomandazione vicendevole di non tardare per la partenza, concordata con Camiller per lo stesso pomeriggio.

Ero in studio e mi ritagliai del tempo per commentare a voce bassa i documenti degli ultimi output delle sedute con Martine. Aprii il suo fascicolo e mi soffermai sul contesto familiare della paziente: la madre era malata terminale di cancro. Il suo destino sembrava scritto: a seguito di quel lutto prematuro, la piccola sarebbe stata affidata ai servizi sociali di Lomé. La notizia non mi sorprendeva: avevo già appurato, leggendo il suo fascicolo, la malattia di Louise, che ultimamente non usciva mai di casa senza turbante per coprire la calvizie. Cominciai a comprendere in profondità la solitudine di Martine che sicuramente percepiva qualcosa della situazione in casa. Decisi di chiudere le carte con un elastico trovato sul pavimento: prima mi dovevo occupare di Ciarlene e del rientro a casa. La situazione non poteva scivolarmi dalle mani, in ballo c'era il suo futuro.

Ore 10.00: il dipartimento era semivuoto, come se ci fosse stata una pandemia che si espandeva a macchia d'olio. Non trovavo più Camiller e i colleghi erano spariti. Iniziai a preoccuparmi seriamente ed ero già in direzione dell'ufficio del personale per domandare se mi fossi perso qualcosa, quando dalle mie spalle arrivò una voce festosa e chiara:

«Tanti auguri a teee, tanti auguri a teee, tanti auguri a Mimo, buon compleanno, dottore!». Un coro stava intonando quell'augurio noto che da piccolo avevo sognato diverse volte di poter udire: adesso mi trovavo in bilico perché ero io il destinatario. Provai una gioia che non riuscivo a verbalizzare, quando dai palloncini rossi e blu comparve Frankie, che aveva organizzato la sorpresa e che teneva stretto fra le mani un pacchetto dorato chiuso da un nastrino verde.

Gli eventi degli ultimi tre giorni erano stati così rutilanti da farmi dimenticare totalmente del mio compleanno: c'erano state decisamente altre priorità. Ringraziai i presenti ancora incredulo e cominciai ad abbracciarli uno ad uno mentre veniva allestito un piccolo buffet offerto da Ambroise. Non mi sarei mai aspettato che Frankie potesse organizzare tutto questo: la mia compagna di vita non finiva mai di sorprendermi e farmi innamorare. Le pizzette fumanti dalla forma circolare durarono pochi minuti sulla tavola: eravamo affamati e reduci da una settimana impegnativa. Al rapido ma ingente buffet aveva pensato Camiller che da sempre mostrava di avere passione per la cucina. Amava confrontarsi con le cameriere di sala, le interrogava a puntino sulle portate di volta in volta servite. I medici, come gli stagisti e i collaboratori, avevano a disposizione un discreto buffet dal quale scegliere un primo e un secondo, servendosi autonomamente. Quando lo incontravo intento a cercare una qualsiasi criticità nelle ricette dello chef, partivo subito all'attacco, spostando la sua attenzione sul vino e le bevande. Aveva frequentato diversi corsi di introduzione all'uva, era molto preparato sulla mostatura e la passione che nutriva verso la cucina riusciva a trasmetterla anche a metri di distanza. Talvolta proponeva delle varianti di pietanze in cucina, affacciandosi nel retro e rischiando di prendere qualche padellata sul viso. Non si curava del disturbo che arrecava, la sua espressione sorridente persuadeva tutti.

Ci raggiunse il "capo", come chiamavamo affettuosamente Ambroise, che mi salutò e si accodò alla festa, facendomi degli auguri cordiali ma formali. Eravamo felici: io non potevo desiderare nulla di più. Fino a quando, al momento di spegnere le candeline, il passato riaffiorò in modo inesorabile.

Alan amava il cioccolato, anche se non potevamo permettercelo. Capitava di mangiarne un briciolo caduto da qualche barretta dimenticata sulle pedane dai venditori del mercato. Ci divertivamo a simulare il sapore zuccheroso quando mangiavamo frutta secca, chiudevamo gli occhi e pensavamo a quella «prelibatezza troppo onerosa», come lo definiva Adeline.

La crostata era finita in pochi minuti; Frankie non smetteva di guardarmi, fiera. Io ricambiavo sorridendole in modo sincero, con la letizia di un bambino. Mi aveva regalato qualcosa che desideravo da tempo: una cravatta cucita su misura per me che permetteva di agganciare il badge di riconoscimento dell'ospedale. Dopo averla ringraziata per tutto l'amore che mi stava dimostrando, feci lo stesso con tutti i colleghi che avevano avuto quel pensiero speciale nei miei confronti.

Trattenerci ancora non era possibile: l'orologio segnava le 18.00 e Camiller era già al volante della macchina, attendendo il nostro arrivo. Gli chiesi se preferiva restare con Louise, che forse ne aveva più bisogno. Fece un gesto, incassando le spalle verso il collo, che mi fece capire che la scelta sarebbe stata solo la mia: ero io il festeggiato. D'altronde, Camiller mi avrebbe aiutato a convincere Ciarlene, avrebbe agevolato l'incontro di Frankie con la mia famiglia e aiutato il nonno che soffriva di artrosi alle mani. Quella conoscenza specifica mi mancava e oltretutto intervenire su mio nonno non era facile; conoscendolo, si sarebbe lamentato di qualsiasi tipo di dolore e io mi sarei fermato subito dopo il primo intervento terapeutico. Un cenno del capo, in segno di gratitudine, era sufficiente per far capire a Camiller che la sua presenza per me era fondamentale.

Il piede premette sull'acceleratore, manife-
stando la sua risposta affermativa; l'accensione
della macchina segnava il via. Sarebbe stato un
lungo viaggio.

# CAPITOLO 10

Frankie era seduta al centro, occupando il sedile posteriore accanto all'unica valigia che ci accompagnava. Rimaneva silenziosa ma avvertivo la sua contentezza: aveva immaginato a lungo Ciarlene negli infiniti racconti che ne avevo fatto, e adesso avrebbe potuto ammirarne anche la bellezza. Avrebbe potuto stringere le mani del nonno e incantarsi come facevo io, cullata dal suono delle sue sagge parole. La strada era libera e dritta: il percorso che avevamo scelto era quello più breve, e presentava alcune curve un po' impegnative solo nel tratto finale. Camiller era un guidatore consapevole dei rischi che si corrono quando si incontrano detriti accumulati sull'asfalto. Per motivi di lavoro aveva preso la patente ben prima dell'età legale.

Si chiacchierava della sorpresa di poche ore prima, di quanto Ambroise avesse avuto tatto e delicatezza nella gestione. Era stato un momento emozionante per ognuno di noi, anche se per motivi differenti. Il vento stava finalmente soffiando a nostro favore e Frankie non smetteva di sorridermi. Abbracciai la nuova cravatta come volessi cullarla mentre osservavo il cielo fuori dal finestrino: il sole calava lentamente dietro le vette creando ipnotici contrasti di luce con il profilo della vegetazione.

Ci concedemmo una breve sosta per riempire il serbatoio e permettere a Camiller di fumare del tabacco; ci demmo il cambio alla guida per i restanti chilometri. Mancava soltanto un'ora all'arrivo; eravamo puntuali ma ero impensierito dalla possibilità che la mia lettera di avviso non fosse stata letta da Adeline. Avevo spedito con posta prioritaria la notizia del nostro arrivo al villaggio, consapevole di non poter ricevere nessuna risposta, vista l'impossibilità economica di comprare francobolli legali. Tuttavia ero certo che la mia famiglia non avrebbe avuto problemi nell'accoglierci. Mi distraeva il rumore delle marce che inserivo.

«Benvenuti a Koutammakou»: un colpo al cuore arrivò istantaneo alla lettura della segnaletica urbana. Eravamo a casa. Ero a casa.

Il villaggio si presentava bello come l'ultima volta: pieno di colori caldi e lenzuola variopinte che coprivano le bancarelle delle strade. Alcune voci in strada e dentro le case urlavano in dialetto, quel dialetto che non avrei mai potuto dimenticare.

Frankie sorrideva e domandava il significato di quelle parole; Camiller, quasi infastidito dalla sua incapacità di comprendere, sbuffava sostenendo che «erano usanze di quartiere, di provincia». Non risposi niente, sarei stato di parte.

Il dialetto non era ben visto da Adeline, che non si stancava mai di rimproverarmi quando mi sentiva usarlo con Alan nei momenti di gioco. Sosteneva che ci avrebbe condotto a una competenza linguistica errata, e poi continuava a blaterare per conto suo mentre noi eravamo già immersi nelle nostre sfide di bambini, nelle corse spensierate verso i baobab, nei pomeriggi passati con i piedi a mollo nell'argilla. «Mimì, a cosa stai pensando?».

«A niente che non riguardi l'amore che straripa da questo posto», risposi senza esitazione.

«Allora dov'è che abita la tua famiglia?» chiese Frankie indicando gli enormi baobab che contornavano il passaggio.

Come una guida turistica, iniziai a fare da cicerone spiegando loro gli ambienti che mi avevano visto crescere: c'era l'ospedale in cui portavamo il nonno quando stava poco bene, le capanne circondate dagli enormi baobab, apparentemente giovani e robusti come quando avevo smesso di arrampicarmisi sopra. Da lontano voltai istintivamente lo sguardo verso le strade serrate che portavano alla scuola: conoscevo a memoria quei luoghi, nemmeno per errore avrei potuto perdermi in quei sentieri. Camiller faticava a crederci; io, al contrario, avevo paura che quel ritorno a casa potesse farmi pensare che sarei potuto tranquillamente rimanere a vivere là.

Le emozioni forti che arrivarono a farmi visita erano contrastanti. Cercai di non piangere quando passammo di fronte alla scuola, quella dove avevo conosciuto amici e conseguito il diploma. Mi assentai nei miei pensieri mentre le ruote dell'auto si fermavano nel cortile di casa. Tirai un sospiro prima di aprire la portiera, chiusi gli occhi e, quando li riaprii di nuovo, vidi il pozzo con le vecchie taniche accanto. Mi affacciai dall'altra parte del marciapiede: la legna che oscurava la parete d'ingresso di casa di Alan non permetteva a nessuno sguardo di vedere qualcosa di più.

Poi la sua voce, inconfondibile e tuonante come un allarme che si accendeva senza preavviso, arrivò alle nostre spalle: «Benvenuti a Koutammakou, vi stavamo aspettando!».

Adeline, da incomparabile padrona di casa, non si era fatta attendere. Avevo paura di voltarmi e perdermi nei suoi occhi enormi e languidi. Non era necessario procedere di un passo: il suo istinto materno vinse subitaneamente la distanza e la portò da me nel giro di una frazione di secondo.

«Mimo... Quanto sei cresciuto! Ti sei irrobustito e slanciato allo stesso tempo... Vieni qua, fatti vedere...».

Mi girai velocemente e decisi di assecondare ogni reazione provata: «Mamma! Mamma!».

Presi le sue mani e le unii in segno di preghiera: le mie lacrime bagnavano il terreno arido. Rimasi inginocchiato con la testa chinata, continuando ad abbracciarla dal basso. Non ero mai riuscito a chiamarla così da piccolo, perché da me si era soliti utilizzare il nome proprio per mantenere un certo tipo di rispetto nei confronti delle persone adulte, familiari e non. Ma adesso era arrivata la forza maggiore dell'emozione a comandare sui gesti abituali del passato. Adeline mi accarezzò la fronte e poi aggiunse: «Dobbiamo entrare, si è fatto buio e gli altri saranno preoccupati».

Seguimmo i suoi passi decisi verso l'antro. Vedevo Frankie che si asciugava il viso, come se provasse un po' di imbarazzo per quel coinvolgimento emotivo così palese. Camiller, intanto, proseguiva incuriosito tenendo la sinistra di Adeline.

# CAPITOLO 11

Avevo perso il controllo del corpo, che continuava a tremare come una foglia al vento senza che potessi farci nulla. Non riuscivo a distogliere gli occhi dalla sagoma di Adeline: sempre la stessa, robusta e dalle curve sinuose. Ci avvicinammo alla sala adiacente alla cucina, da dove sentivo già le voci delle mie sorelle. Tachicardia.

I nostri occhi si cercarono subito, il suo richiamo era fatale per i miei freni inibitori. Come dentro a un incantesimo che ogni volta si rinnovava, mi sciolsi nel suo pianto di gioia: Ciarlene era bellissima. Tra noi nacque un abbraccio di quelli che trasmettono energia a metri di distanza; le sue braccia mi stringevano il collo e il suo viso bagnato poggiava sulla mia spalla. Faticammo a separarci ma ci pensò il nonno che, alzandosi a fatica con l'aiuto del bastone, diresse quest'ultimo verso di me per attirare l'attenzione. Non smettevo di sorridere: ero al sicuro. Dietro di me, Frankie cominciò le presentazioni stringendo le mani giunte di Adeline e delle ragazze, tutte coi capelli raccolti come ai vecchi tempi. Il nonno occupava il posto a capotavola, e davanti a sé teneva una ciotola di riso fumante. Il calore che risaliva dal piatto annebbiava la vista di entrambi, facendoci allontanare; i nostri cuori, al contrario, non avevano mai smesso di cercare un contatto. Mi invitò a occupare il posto al suo fianco, rendendosi ospitale e facendo strada anche a Frankie e Camiller. Il suo richiamo mi aveva salvato tantissime volte e continuava a funzionare. Prendemmo posto sui sedili composti da travi di legno incrociate sormontati da morbidi cuscini. Eravamo in cerchio, e ci accomunava la fame oltre che il sangue; Frankie era intimidita ma sembrava vigile e determinata a conquistare l'approvazione dei presenti. Venne servito del cous cous con le verdure raccolte nei campi quella stessa mattina e successivamente bollite. Camiller non fiatava, ma si notava che era stupito da ogni cosa; dal luogo che mi aveva visto crescere, dalla famiglia che me lo aveva permesso, dalle nostre dinamiche. Sembrava innamorato quasi quanto me.

Si cenava usando le mani – le nostre usanze rimanevano invariate nel tempo – e si sarebbe finito con una danza di ringraziamento agli dei, protettori e benefattori. Si chiacchierava come amici di vecchia data; non sembrava esserci alcun imbarazzo. Le mie sorelle erano state avvisate della presenza di Frankie dalla missiva che avevo inviato per annunciare il mio arrivo nel fine settimana.

Quando il momento del ballo volse al termine, non vidi più Ciarlene. Passarono pochi secondi di tensione fino a che non sentii le sue parole inconfondibili vibrare nella stanza: «Auguri al fratello più in gamba che esista!».

In mano recava una tavoletta di argilla imprimibile che fungeva da base per un pezzetto di cioccolato. Avanzò a passi svelti verso di me, lasciandomi a bocca aperta. Frankie iniziò a lanciare urla di gioia, Camiller acclamava: l'aria di festa del mio compleanno sarebbe durata ancora qualche ora prima che le lanterne di Koutammakou si spegnessero lasciando il villaggio al buio. L'ultima luce sopravvissuta proveniva da una candelina che giaceva obliqua sulla cioccolata, portata di nascosto da Frankie per la sorpresa finale.

«Mimì, che aspetti?! Esprimi un desiderio!» urlò Camiller, invitandomi a soffiare.

In quel momento inatteso, mi sentii confuso ma, allo stesso tempo, circondato da tutto ciò che serviva per essere davvero felice. Come in ogni momento di esitazione, mi volsi a guardare il nonno, cercando in lui una risposta o un semplice suggerimento. Ma il nonno era rivolto verso Ciarlene, come attirato da una forza maggiore che lo incatenava a quella posizione. Rabbrividii; e lo avrei fatto anche poco dopo, quando sarei venuto a sapere che mia sorella era gravemente malata.

# CAPITOLO 12

Rimasi di pietra, cercando di dimenticare quanto mi aveva appena confidato Adeline in disparte. Cosa voleva dire che mia sorella era malata? Mia sorella, la guerriera dalla forza inesauribile e dal coraggio eroico? Non riuscivo a capacitarmene, non volevo accettarlo.

Era un cordone ombelicale non ancora del tutto reciso, il nostro; mi sarei ammalato di conseguenza se non fossi intervenuto subito. Ciarlene aveva bisogno di cure, di essere osservata in un buon ospedale. Ma, davanti alla mia proposta di partire con me verso Lomé, non aveva fatto neanche un flebile cenno di assenso. Anzi, ribatteva: era inutile affaticare la mia quotidianità, avevo già troppo lavoro da sbrigare.

L'indomani avrei fatto il possibile per convincerla, anche grazie al supporto di Frankie: anni prima, aveva dovuto affrontare sulla propria pelle una situazione simile, perché anche il padre era dovuto passare attraverso una trafila medica molto simile. Frankie insistette con mia sorella: eravamo pronti a ospitarla, non ci sarebbero stati problemi di nessun genere. Ciarlene rimase zitta, come senza speranze. A quel punto capii lo sguardo incantato del nonno della sera precedente: sapeva bene quanto sua nipote avesse bisogno di aiuto... E io ero arrivato in tempo; l'avrei salvata al costo della mia stessa vita.

Passammo le prime ore del giorno nei campi, toccavo le piante sotto i miei piedi mentre riscoprivo i ricordi – ancora troppo nitidi – della mia infanzia. Ci spostammo a tirare l'acqua dal pozzo e riempimmo le taniche fino all'orlo. Le trecce delle mie sorelle mi facevano tornare bambino; Frankie decise di affidarsi alle abili mani della più piccola della famiglia, per imitare quella pettinatura. Era sempre luminosa, e con i capelli tirati all'indietro era ancora più bella. Gioivo nel vederla insieme a Ciarlene, le accarezzava la schiena affettuosamente dicendole quanto aveva desiderato conoscerla, e che ogni mio racconto aveva intensificato quel desiderio. Il nonno era al mercato rionale e venni a conoscenza di una sua "particolare" collaborazione con un vecchio mercante del villaggio. Era rimasto senza eredi adatti a raccogliere il suo lascito e quindi aveva pensato di tramandare quel mestiere a lui. Mi sembrava un vero e proprio paradosso, un anziano che tramanda il proprio lavoro a un altro anziano... Mi dilettavo ad aiutare Adeline dietro i fornelli e le chiesi se potevo condividere il cioccolato con Camiller, che aveva anticipato il mio intento e lo osservava da tempo giacere sopra il tavolo. Adeline rise, dicendo che sì, era il dolce della mia festa ma che dopo la celebrazione potevo consumarlo come meglio credevo. Accompagnai Camiller all'esterno del cortile per la solita sigaretta prima di pranzo, quella fondamentale perché «riduce l'appetito», come sosteneva con aria astuta e compiaciuta.

Dopo pranzo, Frankie si offrì per preparare il caffè che aveva portato da casa insieme ad alcune primizie comprate in città. Si alzò un coro di ringraziamenti, sentiti e prolungati. Poi il nonno ci raccontò come al mercato spesso rimanesse a spiare, da dietro le quinte, le movenze delle donne. La sua ammirazione era rivolta al loro lavoro nobile e severo, che non le lasciava libere nemmeno un momento. Era un tuffo nel passato che non mi dispiaceva affatto perché le dispute del posto erano sempre le stesse.

A interrompere le sue parole arrivò il suono del campanello e la voce di Ciarlene: «Eccoli, sono arrivati Pia e Raquel!». Saltai istintivamente dalla sedia e corsi ad aprire la porta, precedendo gli altri. Erano i genitori di Alan. Fermammo a salutarci "dentro" un lungo abbraccio. Pensavo spesso a loro e al dolore atroce che avevano dovuto digerire. Pensavo a loro soprattutto quando cominciavo a seguire pazienti con patologie simili a quelle del figlio; il mio migliore amico, il mio compagno di giochi e di avventure che continuava a infestare la mia mente in ogni occasione.

Il caffè di Frankie arrivava bollente al palato. Al villaggio non c'era zucchero in vendita da nessuna parte e, nel corso del tempo, era aumentata la consapevolezza di quanto fossero limitate e difficili le nostre condizioni familiari. Le luci si accendevano per pochi minuti al giorno, l'acqua era sempre torbida. Pia si sentiva capita da Adeline, ora che anche sua figlia portava dentro un malessere da guarire. Si preferì parlare d'altro, e io divenni subito il bersaglio delle attenzioni dei nostri ospiti.

«Allora, Mimo, come è andato il viaggio? Raccontaci un po' del tuo lavoro...» mi chiese Raquel.

«Ma poverino, nell'unico giorno lontano dall'ospedale gli chiedi del lavoro?» controbatté Pia, incuriosita da Frankie. Interrompetti rapidamente l'arrivo delle classiche domande sulla nostra relazione: descrissi una tipica giornata di lavoro che terminava immancabilmente tra le braccia della mia donna. Frankie mi teneva la mano acconsentendo e integrando complimenti e ammirazioni rispetto al mio modo di lavorare, al mio modo di avere a che fare con i pazienti, alla mia pazienza con i colleghi meno bravi. Ci demmo un bacio, il primo davanti alla mia famiglia: seguì un applauso lunghissimo, fin quando il nonno prese la parola, mettendosi in piedi di fronte a tutti. «Per il compleanno di Ciarlene, la festeggiata ha diritto a esprimere un desiderio: sarà lei a dirci cosa di più bello arde nel suo cuore, così bello da bramarlo!».

Saggia scelta la sua, non ne sbagliava una. Si percepiva tristezza e paura nelle movenze di Ciarlene, dunque decisi di rispondere io al posto suo.

«Io e Frankie le abbiamo comprato un regalo che intendevamo darle domattina..!».

A quelle parole Frankie afferrò la busta in cui avevo piegato il biglietto di sola andata per Lomé. Mi guardava come per cercare approvazione: «Credo che questo sia il momento adatto, non manca nessuno all'appello...».

Alla scoperta di quel dono, Ciarlene si avvicinò trepidante verso di noi. Avevo dimenticato che sapeva leggere poco, e la mia grafia da dottore di certo non aiutava. Ripetei a voce alta: «Un biglietto di sola andata per Lomé, alla scoperta della città con Mimo e Ciarlene!». Da vero attore Camiller si alzò e iniziò a battere le mani urlando a squarciagola:

«Bravi! Bravi!». Il nonno sorrise abbassando il capo, come se un regalo così importante fosse prevedibile da parte mia.

Ciarlene aveva la bocca aperta e rimase immobile. Se avesse accettato la proposta e si fosse fidata della mano che le stavo tendendo, insieme avremmo potuto risolvere ogni suo dubbio. Sorridendo ci disse che ci avrebbe raggiunto il mercoledì successivo: dovevo spiegarle assolutamente le cose inerenti il bando. Lanciava baci da lontano e non smetteva di dimostrare quanto ci fosse grata: avevamo fra le mani un'occasione unica, e il tramite per realizzare tutto questo sarei stato io.

Il suo compleanno passò velocemente tra gli avanzi del cibo e le chiacchiere domenicali con il nonno. Cercavo di ricaricarmi di energia positiva e, in questo, la sua saggezza era incomparabile.

«Ancora auguri, Ciarlene, ci vediamo mercoledì sera in aeroporto, ti veniamo a prendere!», le dissi allontanandomi da casa senza voltarmi.

Nascosi le lacrime che scendevano ogni volta che andavo via non sapendo quando li avrei rivisti. Osservai entusiasta il nonno che salutava col bastone la nostra auto in partenza, fino a quando Camiller non voltò repentinamente a destra, scomparendo tra i baobab giganti.

# CAPITOLO 13

Camiller guidò per tutto il viaggio di ritorno: aveva deciso di evitarmi quell'ulteriore sforzo date le mie condizioni: sentivo, infatti, che una parte di me era rimasta al villaggio e cercavo di mettere in ordine ogni emozione. Frankie mi stava vicino come farebbe un cane con il proprio padrone, rimanendo fedele e rispettosa delle mie reazioni. La tensione veniva smussata dai suoi racconti esilaranti sulle ultime ore di lezione a scuola, in cui gli alunni stremati si distraevano di continuo. Non era un'insegnante severa, anzi, la sua empatia era nota in tutto l'istituto. Era amata e acclamata dai genitori con i quali riusciva ad avere un buon rapporto anche da remoto, nonostante la distanza fisica. Disponibile e seria, preparata e aperta al dialogo, si era assicurata un posto fisso nel cuore della dirigente, che le aveva addirittura concesso un bonus per l'acquisto di materiali scolastici. La mia stima per lei era immensa: non smetteva mai di insegnarmi la bellezza intrinseca delle cose. Con lei riuscivo a vedere il lato positivo di ciò che mi accadeva e, anche in quel momento, Frankie mi portò a riflettere sulla fortuna che avevo. La mia compagna era piaciuta tantissimo alla mia famiglia: avevano riconosciuto subito che si trattava di una ragazza francamente incredibile.

Arrivammo in anticipo rispetto alle previsioni, il serbatoio non aveva reclamato carburante. Eravamo in tempo per goderci il crepuscolo, anche se gli occhi mi bruciavano tra la stanchezza e i pianti. Camiller scese qualche isolato avanti rispetto a noi che, dopo pochi minuti, entrammo nel garage di casa, pronti a confrontarci intimamente sulle ultime vicende. Era stato un fine settimana ricco di sorprese, ma anche di cambiamenti. La fortuna era dalla nostra parte, e così il tempismo: bisognava intervenire quanto prima. Così pensando avvicinai lo scrittoio per stilare il da farsi del giorno seguente. La mia agenda straripava di post-it e promemoria, era una mia abitudine consultarla nelle ore diurne per gestire ogni azione nel tempo prestabilito. Ero solito sottolineare con colori diversi le visite mediche e mi accorsi che ogni lunedì mattina c'era il nome di Martine in lista. Non potevo commettere errori. L'idea mi stava balenando nel cervello da qualche minuto ma ero vinto dalla stanchezza e mi addormentai profondamente.

La sveglia suonò senza ammettere scuse: quel lunedì era diverso, sentivo di dover mettere a posto i pezzi di un puzzle che teneva insieme diverse dimensioni della mia vita, tutte importantissime. In ordine: prima di tutto, avrei accordato maggiore attenzione alle risposte di Martine durante la terapia, che cominciava solitamente alle ore 10.30. Puntuale come sempre, vidi arrivare la sua mamma, dimagrita e addolorata. Mi confidò sottovoce che l'ultima chemio era stata molto invasiva: i suoi capelli non davano segni di ricrescita e il suo sorriso stava sparendo insieme a loro. Quasi fossi un paladino della giustizia, decisi di ripresentare la terapia del riconoscimento identitario alla piccola paziente, con l'obiettivo di migliorare almeno le sue condizioni.

Salutai Camiller e i colleghi radunati in corridoio e mi ritirai nella solitudine delle carte. Martine mi guardava intensamente preparare lo specchio magico dai contorni luminosi e disporlo al centro dello studio di fronte alla sua sedia preferita, quella con le rotelle fucsia. Ci stava saltando sopra prima che iniziassi a dettarle delle indicazioni; tentò di alzare lo sguardo al suo riflesso e ripeté: «Vedo solitudine, solo solitudine allo specchio». Le sue parole continuavano a essere amarissime: avrei parlato con gli assistenti sociali quel pomeriggio, per cercare la soluzione più adatta ad assicurarle autonomia nel futuro.

Martine cominciò a cercare il mio contatto: si avvicinò con aria vispa, lentamente, alla mia spalla e fissò le mie scarpe per non pestarmi. Il suo equilibrio precario la portò a pochi centimetri dal mio busto, che la accolse amorevolmente. La abbracciai e le domandai il perché di quella risposta: si sentiva sola? Cosa potevamo fare insieme per farle capire che aveva tutto il mio appoggio?

Decisi di raccogliere i suoi ultimi disegni come mi aveva suggerito Camiller, per osservare quella che era una trasposizione visiva realistica del suo mondo interiore. Sul foglio bianco vidi un puntino nero colorato, circondato dal nulla. Mi precipitai da lei e, con spirito paterno, le chiesi cosa rappresentasse tutto ciò. Martine sembrava un disco rotto, non smetteva di rispondere «solitudine, solitudine, solitudine». Sciolti i miei dubbi, passai al punto due appuntato sull'agenda la sera precedente: avrei parlato con la mamma della bambina al termine dell'incontro.

Era depressa e non poteva che capirla totalmente: la chemioterapia la intrappolava in uno stato d'animo di totale inerzia. La bambina si sentiva inadatta rispetto a tutto e a tutti ma doveva essere informata della malattia della madre che, era ormai chiaro, l'avrebbe portata via nel giro di breve tempo.

Decisi di incaricarmene io, e dopo aver spiegato alla mamma di Martine che avrei gestito io l'affidamento della bambina, mi bloccai: la sua tosse lasciava inquietanti tracce di sangue sui fazzoletti. La madre era ormai al corrente della situazione ma decise di affidarsi totalmente a me, a causa delle sue condizioni debilitate e fragili. Avrei parlato a Martine il giorno seguente, in compagnia di assistenti sociali. Interpellai la casa-famiglia più nota del quartiere e ci demmo appuntamento per l'indomani.

Volevo risolvere la questione prima dell'arrivo di Ciarlene ma il responso degli assistenti, che arrivò nel giro di tre giorni, non era quello previsto e cambiò il corso degli eventi: erano davvero spiacenti ma dovevano rigettare la mia istanza; il caso descritto era fin troppo delicato. Argomentavano dicendo che la bambina necessitava di una figura che potesse dedicarsi solo a lei 24 ore su 24, date le complesse condizioni che si stavano verificando tutte insieme.

Dovevo escogitare un piano alternativo, continuavo a pensare, mentre accolsi Martine e la madre per confessare loro quanto accordato. La reazione di Martine arrivò pungente e inaspettata: «Non mi cambia nulla, mamma è stanca e non bada a me quasi mai»; poi si alzò e cominciò a ruotare sulla sedia, cercando di non fermarsi quando si ritrovava davanti allo specchio. Capitò però proprio nel momento in cui stava urlando in modo deciso: «Sono già sola, stare senza la mamma non mi spaventa».

# Capitolo 14

La pratica di adozione vide come affidataria una coppia tradizionale dalle buone condizioni economiche. Restava solo una carta da giocare: presentare prima del tempo la persona che stavano cercando per evitare che Martine andasse a finire nelle mani di tutori borghesi, ricchi e spietati. La mia preoccupazione, infatti, era che la legge anteponesse l'aspetto economico a quello umano e affettivo, in realtà molto più importante per una bambina che continuava a definirsi "sola". Per adottare un bambino in Togo bisognava essere sposati; si poteva in seguito presentare la domanda di adozione al tribunale. Era una questione delicata e avevo bisogno di tempo per pensarci quando, immerso in mille paranoie, venni interrotto da Camiller, che si precipitò nel mio ufficio chiudendo repentinamente la porta alle sue spalle.

«Devo parlarti!».

Aveva la maglia bagnata di sudore e sembrava provenire da un incontro di pugilato. I suoi occhi erano spalancati e impauriti: non lo avevo mai visto così malmesso.

«Che succede, Camiller?!».

«Louise mi ha lasciato... Se ne è andata di casa: quando sono rientrato ieri sera, sul suo cuscino c'era un biglietto... "Non cercarmi, non ti amo più"».

Doveva essere uno scherzo, non potevo crederci; ma i pianti isterici di Camiller mi fecero capire che era tutto vero. Mi venne un grande magone. Ero fermo ad ascoltarlo: da tempo, mi confidò, non stavano bene insieme come prima. Il malessere era nato sotto le lenzuola e si era allargato a macchia d'olio riflettendosi nella quotidianità. Lei sorrideva poco, lui d'altronde non c'era quasi mai. Le sue mancanze avevano incontrato in modo esplosivo l'isterismo di Louise, che era sfociato in quell'abbandono senza appello né rimedio. Non serviva entrare nel dettaglio di un dramma già consumato: volevo solo capire come potevo aiutarlo ad andare avanti. Lo invitai a cena per quella stessa sera, mi sembrava il minimo che potessi fare in un momento del genere. A me, del resto, quella donna non era mai piaciuta: avevo sempre pensato che celasse un certo rancore indispettito, magari neanche del tutto conscio. Il mio sesto senso non si era sbagliato.

Camiller non faceva che ripetere ad alta voce che si trattava certamente di un tradimento, e che di questo ipotetico tradimento sarebbe impazzito. Poi accettò il mio invito a cena e mi sembrò anche più contento dopo che gli confidai che quella sera stessa sarebbe arrivata Ciarlene.

Frankie rincasò dal lavoro con le buste della spesa colme: il menù da lei proposto prevedeva carne cotta "alla pizzaiola" con contorno di verdure bollite. Avrebbe preparato delle bruschette con il tonno e altre con i pomodorini secchi. Io avrei pensato al vino, rigorosamente rosso. Ciarlene arrivò puntuale al gate 14: Camiller si era prestato volentieri alla mia richiesta di andare a prenderla. Forse voleva distrarsi, evadere quanto prima da quella condizione che lo stava facendo soffrire. Arrivarono a casa per il brindisi che inaugurava le danze, quel nostro ritrovarci dopo essere stati insieme al villaggio: la cena era squisita e la compagnia perfetta, non potevo chiedere di più. Ciarlene era in forma, o almeno così mi sembrava. Le tenni la mano sotto il tavolo, sentivo il suo sangue scorrere. Lo riconoscevo. Mi nutrivo di quei momenti condivisi e cercai di non lasciare da solo Camiller, che stava fumando una sigaretta dopo l'altra, forse in preda all'agitazione. Gli chiesi se voleva trattenersi per la notte; avrebbe potuto dormire nella camera matrimoniale. Si commosse ma rinunciò all'invito, poi ricominciò a lacrimare. Allora, per sdrammatizzare il momento, Ciarlene decise di intavolare dei giochi di società mentre bevevamo il rum offerto da Camiller. Le squadre erano pronte: io e Frankie li avremmo senza dubbio sconfitti! Ma quando la casella dei punteggi dichiarò in netto vantaggio gli avversari, ricrederci sulla nostra abilità non fu facile.

Era la prima volta che mi fermavo a osservare Ciarlene accanto a un uomo – e non uno qualunque, ma il dottore più stimato e qualificato dell'ospedale centrale. Ridevano come vecchi conoscenti e si scambiavano occhiate sotto banco che li rendevano complici. Ciarlene gli lanciava degli sguardi fugaci che lui ricambiava, sincero. Ero contento, forse senza un motivo preciso. La vicinanza di Ciarlene mi rendeva le cose più facili e l'indomani le avrei parlato del concorso ospedaliero. Restava poco tempo.

Chiedemmo la rivincita invano: l'orologio segnava mezzanotte e il giorno dopo era un giorno di lavoro. Camiller ci salutò portando con sé il rum avanzato, suo fedele alleato nelle notti più difficili. Ciarlene era stanca e Frankie, da eccezionale padrona di casa qual era, la sistemò per la notte cercando di non farle mancare nulla.

Da parte mia, il cielo era pieno di stelle, quella sera, e decisi di uscire in cortile ad ammirarle. Non credevo negli astri – o meglio, la nostra religione ci impediva di appellarci alle forze del cielo, di competenza esclusivamente scientifica. Ma quella sera avevo un bisogno incredibile di chiarire diverse cose e sentii un peso interiore crescere dentro di me alla velocità della luce. Chiusi gli occhi per diversi minuti e li spalancai nuovamente, nel buio della notte.

«Eccola, l'ho vista, giuro!» iniziai a urlare, come per convincere qualcuno.

Era la prima volta in cui vidi una stella cadente; non potevo farmi scappare l'occasione, per quanto superstizioso potesse sembrare il gesto. Strinsi gli occhi e i pugni insieme, riuscii a collegare la mente e il cuore, sentii i battiti accelerare ed espressi un desiderio.

Desiderio che si realizzò soltanto pochi giorni dopo, quando Camiller mi confidò che avrebbe voluto approfondire il legame con Ciarlene e che le avrebbe chiesto un appuntamento. Voleva portarla a teatro: per Ciarlene sarebbe stata una delle innumerevoli prime volte. Amava gli spettacoli e non aveva mai potuto vederne uno di persona, i biglietti costavano sempre troppo; figuriamoci quando avrebbe saputo che in cartellone quella settimana c'era *Lo schiaccianoci*. Da piccola aveva potuto solo imitare le movenze del cartone animato fra le mura della sua stanza e ora invece si trattava di vedere lo spettacolo dal vivo. Era passata solo una settimana dall'arrivo di Ciarlene ma i due si sentivano ogni giorno, per questo mi sembrò una buona idea che Camiller le proponesse un'uscita più intima, un'uscita a due. Il mio amico e collega riacquisì il suo colorito; il suo sorriso mi era mancato così tanto.

# CAPITOLO 15

La settimana era passata tra alti e bassi: da una parte c'erano infatti gli esami neurologici condotti dalla neuropsichiatra che seguiva Martine, e dall'altra i risultati. La dottoressa era stata più rapida del previsto: sapeva bene che, senza quei dati, non potevamo intervenire sull'aspetto neurologico della paziente. Gli stessi, però, rivelavano che la piccola paziente non mentiva: la malattia della madre non permetteva a quest'ultima di prendersi cura della figlia in modo adeguato. In uno scenario del genere, gli assistenti sociali sarebbero intervenuti prima che qualsiasi tribunale optasse per l'adozione.

Si cercava quindi un tutore o una tutrice disposti a prendere in carico Martine: il cerchio veniva finalmente ristretto e sentivo di poter gestire in prima persona il suo destino. Se dal punto di vista clinico le condizioni della bambina potevano essere gestite e curate fino a un certo punto, le condizioni abitative di Martine potevano essere invece oggetto di decisione. E io avrei cercato con ogni fibra del mio essere la famiglia più adatta ad accoglierla, una famiglia che potesse offrirle quell'affetto e quell'appoggio che la piccola continuava a vedersi negato.

Intanto Ciarlene, in quel lunedì di fine marzo, aveva cominciato le sedute terapeutiche al piano sopra al mio, nel reparto di oncologia. Ero consolato dalla rivelazione che sul suo cuore pesava solo una piccola macchia di natura benigna: qui era una cosa curabile, ma al villaggio avrebbe significato un esito ben più nefasto. Avevamo i medici più esperti di tutto il paese, i quali ci avevano assicurato una guarigione completa entro un anno, con il mantenimento di alcuni farmaci per un anno circa.

Quando veniva in ospedale per sottoporsi alle cure, Ciarlene non perdeva occasione di passare da me per un saluto: mi dava un bacio delicato e poi tornava a salutarmi prima di chiamare un taxi per tornare a casa. Alla sua vista mi illuminavo sempre di gioia, cercando di trasmetterle l'energia per affrontare le sedute di chemioterapia, lunghe e dolorose. Frankie le aveva procurato uno shampoo farmaceutico per l'eventuale perdita dei capelli, ma poi aveva sostituito il suo acquisto con una parrucca dorata e folta che le stava alla perfezione. Ciarlene aveva tirato fuori una forza mostruosa che mi lasciava incantato. Appurai nel giro di poco la fonte di quel potere: l'amore. L'amore, che riusciva sempre a influire in modo significativo sul suo benessere. Lei e Camiller si vedevano quasi ogni sera, facevano lunghe passeggiate e spesso si fermavano a comprare del cibo d'asporto. Lui le spiegava dettagliatamente le cure che le venivano somministrate, lei gli insegnava a tornare fiducioso verso le donne. Spesso capitava che Ciarlene non rincasasse per la notte: i due amanti erano soliti consumare le proprie effusioni a casa di Camiller, lontani da occhi indiscreti o giudiziosi.

L'indomani avevo chiesto a Ciarlene di trattenersi in ospedale e aspettare che finissi il mio turno. Volevo parlarle davanti a una tazza di tè, magari al finocchio, il suo preferito. La chiamai da lontano mentre salutava Camiller sussurrandogli qualcosa sottovoce; mi raggiunse correndo e infilando il suo braccio attorno al mio, e mi spinse ad accelerare il passo verso il bar.

«Salve, abbiamo una prenotazione per due persone a nome Mimo».

La barista gentilmente ci accompagnò al tavolo mentre Ciarlene insisteva nel chiedermi cosa avessi, dato il mio insolito mutismo. Non ero taciturno, stavo semplicemente pensando al modo migliore per convincerla ad accettare la mia proposta: se non mi fossi sbrigato, il bando sarebbe stato pubblicato e si sarebbe cercata una figura esterna ai dipendenti dell'ospedale.

«Devo dirti una cosa importantissima!».

Lei annuì rimanendo in silenzio, mentre si aggiustava la parrucca, guardandomi attenta.

Cercai di sintetizzare: si cercava una figura femminile disposta a formarsi in breve tempo, con una retribuzione umile, almeno all'inizio. Per farle capire che poteva contare su di me, sottolineai più volte quanto quel punto di svantaggio non doveva in alcun modo incidere sulla sua scelta di partecipare o meno. Una volta appurato questo fatto, passai a elencare tutti i punti di forza di quella opportunità: dallo studio che avrebbe fatto di mattina alla pratica con cui, durante il pomeriggio, poteva prendere confidenza. E inoltre avrebbe potuto contare sul sostegno di Camiller, le ricordai.

Poi arrivai al dunque, le strinsi le mani con dolcezza e insieme fermezza: «Ciarlene, è un'opportunità da non prendere sottogamba: il punto d'arrivo è un lavoro a tempo indeterminato!».

«Mimo, ma io non sono in grado... Metterei te e Camiller nei guai, vi darei troppi problemi...».

Non era in alcun modo la risposta che mi sarei aspettato, però capivo che le sue emozioni vincevano sulla forza persuasiva delle mie parole, ricche di responsabilità.

«Ciarlene, puoi farcela! Potrai studiare durante le mattine che non ti vedono impegnata con le terapie, io ti aiuterò con la pratica pomeridiana e Camiller ti sarà accanto quando la sera dovrai ripetere!».

Era uno studio intensivo, non c'era dubbio: ma Ciarlene aveva tutte le capacità per affrontarlo, ne ero sicuro. Stava combattendo un mostro molto più forte. La sua risposta arrivò dopo che una lacrima si posò lentamente sulle sue labbra e finì risucchiata dalla lingua: «D'accordo. Ma devi giurarmi una cosa: che così facendo non ti metterò in difficoltà».

Non glielo dissi ma l'unica "difficoltà" che mi arrecava Ciarlene in quel momento nasceva quando la vedevo in bagno mentre danzava davanti allo specchio per toccarsi la testa calva e cercare delle soluzioni. Misuravo il tempo che se ne stava chiusa là dentro a fare cose del genere: l'impotenza di non poterla salvare né alleviarne il male mi distruggeva lentamente.

# CAPITOLO 16

Preparai le carte necessarie alla firma del modulo di partecipazione, così come mi aveva raccomandato Ambroise. Mentre la cartuccia eseguiva i miei comandi, dalla stampante uscivano i fogli da compilare. Restai immobile mentre il passato incontrava il presente. E mi ricordai di quando i maestri del villaggio ci raccomandavano di non sprecare la carta: un foglio andava riempito in ogni suo spazio verticale e orizzontale. Adeline mi rimproverava spesso perché anteponevo una questione di ordine allo scarabocchiare qualsiasi punto del quaderno per ridurne il consumo. La mia grafia sembrava anticipare il mestiere che avrei fatto una volta cresciuto, ma questa formalità non interessava nessuno. Tornai a prestare attenzione al plico ancora caldo; lo lessi non so quante volte, appuntando con una croce tutte le firme che andavano messe come co-responsabile del concorso. Passai in studio da Ambroise per comunicargli la bella notizia che portavo in pugno.

Suonò il momento della pausa di metà giornata e i colleghi, tra cui Camiller, iniziarono a scendere la scalinata centrale che portava alla mensa; io, al contrario, la risalii velocemente per il timore di non trovare Ambroise. In un certo senso, volevo meritarmi il suo plauso, anticipando il termine ultimo del bando.

Ambroise era felice di vedermi, si indovinava dalla sua espressione distesa e apparentemente rilassata. Premisi che andavo di corsa anche io, che avevo delle consegne da sbrigare e alcuni dati da inserire in database prima della chiusura, ma gli garantii pure che l'urgenza della mia visita aveva un motivo e gli mostrai le carte già firmate. Ciarlene avrebbe firmato dopo l'approvazione di Ambroise, firma con la quale avrebbe protocollato la pratica. Gli incontri con Ambroise erano sempre pieni di sorprese: erano diversi i miei tentativi per farlo stare al mio fianco, per avere la sua piena attenzione; mi ricordava fin troppo Adeline, in questo senso. Mi ascoltò annuendo col capo chinato mentre smanettava la tastiera per inviare alcune email; io, dal canto mio, ne approfittai per ridurre le chiacchiere e passare ai fatti. Potevo assicurare l'impegno e la dedizione di Ciarlene, oltre che il suo assenso riguardo alla questione economica della retribuzione parziale. Chiesi una cosa in cambio: più tempo per la formazione e la garanzia che Ciarlene lavorasse solo dopo una solida preparazione. Pensavo che se fossimo riusciti a raggiungere quell'obiettivo, avremmo anche potuto accettare tempistiche più lunghe, che avrebbero però portato frutti ben più maturi. A quella richiesta Ambroise mi guardò curiosamente, dicendomi che si poteva tranquillamente sfruttare una proroga che avrebbe garantito a Ciarlene la possibilità di uno studio continuativo della durata di un anno prima che avvenisse l'inserimento vero e proprio in reparto. Era una notizia bellissima: Ciarlene avrebbe portato avanti la chemioterapia e il tirocinio in parallelo. Sarebbe stata una salita impegnativa ma necessaria per il recupero della salute e della possibilità di vivere con dignità il resto della sua vita. Mi venne l'istinto di abbracciarlo ma Ambroise evitò quel momento di intimità chiedendomi di uscire; aveva una telefonata importante in entrata.

In soli cinque minuti avevo ottenuto la sua simpatia e vinto i miei timori; me ne andai saltellando a piedi giunti fino alla mensa, ormai deserta. Il bancone era già stato svuotato, ma quel giorno aver saltato il pranzo non mi era pesato. A cena avrei festeggiato con tutti gli onori in compagnia di Frankie e Ciarlene.

All'uscita incrociai Camiller nel corridoio: mi ricordò che l'indomani sarebbero arrivati gli assistenti sociali per la piccola Martine. Annuii a quel promemoria: mi ricordavo bene dell'appuntamento in ballo, e lo invitai a bere qualcosa a ora di cena. Avremmo brindato al primo traguardo ottenuto. Adesso la palla passava nelle mani di Ciarlene, la quale non vedeva l'ora di cominciare gli studi in ospedale.

Quella sera a cena Camiller le fece un regalo importante: una dispensa riassuntiva ma schematica delle regole generali che doveva conoscere, oltre che alcuni grafici e diagrammi da conoscere e imparare. Frankie distribuiva i bicchieri per il brindisi, non riuscendo a contenere scoppi di risa per la contentezza. Scoppiò un grande abbraccio tra tutti noi, seguito da un augurio di buona fortuna a Ciarlene, che aveva gli occhi lucidi per le molte emozioni.

# CAPITOLO 17

Gli assistenti sociali erano attesi nello studio di Ambroise, il quale richiese espressamente la mia presenza. La mia consulenza veniva apprezzata e condivisa, per questo ero più tranquillo. Proposi di assumere in prima persona la pratica di Martine, affinché riuscissi a trovare per lei la migliore soluzione possibile. Non era semplice ottenere il permesso ma la capacità oratoria del direttore era il suo asso nella manica e, col mio supporto pragmatico, eravamo una combinazione davvero vincente.

Sembravamo in un'aula di tribunale: arrivarono gli assistenti in fila indiana, alti e robusti, con i capelli impomatati e l'aspetto impeccabile. Mi intimorivano un po' ma sapevo che la posta in gioco meritava qualsiasi sacrificio e tornai subito in carreggiata. Da parte loro, furono molto concisi: la bambina sarebbe diventata un'orfana nel giro di qualche giorno, per questo l'adozione sarebbe stata attivata con la prima famiglia in graduatoria. La cosa non mi piaceva per nulla, e cercai di ripristinare la conversazione in modo da poterla controllare a nostro vantaggio: pensavo a come avrebbe ragionato Frankie mentre loro, con aria annoiata, leggevano i passaggi cui adempiere per l'affidamento. Ambroise, improvvisamente, ebbe un'ottima idea: dichiarò che la bambina, affetta da autismo ad alto funzionamento, era stata in grado di costruire un rapporto speciale con me. Perdere la madre e, contestualmente, anche la figura di una persona così fidata sarebbe stato di certo rischioso per il suo benessere. I risultati, a lungo andare, avrebbero registrato una regressione. I tre assistenti sociali non lo guardavano nemmeno; si limitarono a passarsi le notizie fondamentali per chiudere quella parentesi che ritenevano solo un fastidio. Allora mi accodai al discorso di Ambroise entrando in campo da attaccante, e sottolineai che tra me e Martine si era instaurato un legame di fiducia fondamentale per condurre la terapia. Assicurai che avrei volentieri preso in carico il caso di Martine; chiedevo almeno una chance per dimostrare le mie buone intenzioni.

«Bene, dottore; viste le condizioni della minore e le sue premesse, ci vediamo concordi nell'accettare la vostra proposta».

Poi uno dei tre riprese severamente: «Avete solo una possibilità, ma soprattutto dovete realizzarla entro sei giorni, prima che interveniamo noi».

Ambroise mi invitò a ritrattare, convinto che in quel tempo misero avrei raggiunto scarsi risultati. Mi suggerì di ritirare le mie parole prima che la piccola Martine andasse a finire in un orfanotrofio per mancanza di alternative. Alla parola 'orfanotrofio' mi irrigidii totalmente e cambiai toni, che divennero quasi minacciosi: lo ringraziavo con una strizzata d'occhio e allo stesso tempo ne rifiutavo le premure. Avrei vinto io, ne ero sicuro. Ambroise tremava dalla tensione: non era affatto felice di quella nostra contesa, e propose agli assistenti sociali di trattenersi per un caffè.

Ero distratto e inevitabilmente rimasi scottato dal bollore della tazzina: desideravo che gli ospiti se ne andassero quanto prima, la loro presenza generava un clima da brividi. Ambroise era stato gentile ma non gli era ancora chiaro che avremmo vinto noi, ma sapevo anche che con lui avrei potuto parlare più tardi a quattrocchi.

Le lancette dell'orologio scandivano lo scorrere di tempo prezioso. Avrei saltato la pausa pranzo anche quel giorno perché aspettavo l'arrivo di Martine, fissato per il pomeriggio. Non avevo sentito la sua voce rimbombare nelle scale e nemmeno nessuna nota musicale che veniva ripetuta, un suo tic che conoscevo bene. Si avvicinò allo studio silenziosa, stranamente a mani vuote, senza la bambola che portava sempre con sé. Qualcosa era cambiato, o forse tutta l'ansia accumulata durante la mattina distorceva la mia visione delle cose. La sentii avvicinarsi lentamente, ma non era accompagnata dalla madre: al suo posto c'era una donna che non conoscevo, dai capelli grigi e dall'andatura claudicante.

«Salve, dottore, sono la vicina di casa di Martine. Stanotte la mamma è venuta a mancare... Abbia pietà se alla bambina verrà da piangere, è molto scossa».

Rimasi di pietra accanto alla piccola che lentamente passava alle mie spalle senza salutare la donna che l'aveva accompagnata fin là. Ci avrei pensato io, e ringraziai la signora per avermi informato sul giorno e il luogo del funerale: non sarei mai potuto mancare. Mi voltai per ricambiare l'abbraccio di Martine e, per la prima volta, riuscii a sentire dalla sua bocca un cambio di marcia: «Con te non sono sola, tu mi capisci».

Quel giorno condussi la terapia in modo sincronico: a lungo ci trattenemmo di fronte allo specchio insieme, mano nella mano. Cercando di sentirci meno soli, insieme.

# CAPITOLO 18

Camiller era stato molto premuroso nel volermi accompagnare al funerale della madre di Martine. Al termine ci apprestammo a rientrare in ospedale, dove ci aspettava Ambroise: ci aveva inviato un'email quella notte, chiedendoci di avere un confronto in merito ad alcune pratiche burocratiche che anche Ciarlene avrebbe dovuto gestire se avesse vinto il posto. Camiller era pronto a qualsiasi domanda; anzi, le sue risposte sembravano preparate da molto tempo. Difese la posizione di Ciarlene, sostenne che mia sorella era in grado di lavorare autonomamente e che i risultati promettevano un ottimo riscontro. L'amore che metteva in quelle parole era tangibile, e parlare al suo posto non avrebbe cambiato minimamente l'enfasi del dibattito: l'amore per Ciarlene che vedevo in lui era simile a quello che provavo io nei confronti di mia sorella. Registravamo in un database i processi: Camiller si occupava della parte scientifica; io di quella umana, da registrare e redigere. Ciarlene studiava con dedizione: ogni sera di rientro dal lavoro, si sentivano la cura e l'impegno che ci metteva. Il suo tirocinio nel reparto oncologico si intervallava con le terapie alle quali doveva sottoporsi. I capelli accennavano finalmente a una lieve ricrescita, le sue fragili ossa erano sostenute da integratori che doveva prendere due volte al giorno e da massaggi localizzati che le regalava Camiller almeno una volta a settimana.

La buona notizia del trasferimento di Ciarlene da lui mi distrasse dal mio umore negativo post-funerale. I tasselli del puzzle stavano prendendo il posto giusto, mancava solo trovare la sistemazione migliore per Martine.

Volevo parlare con lei. Mi avrebbe rivolto la parola solo dopo una settimana dal lutto: aveva smesso di canticchiare, di lamentarsi, di giocare e di avere fame. La sua solitudine adesso sembrava inguaribile ma perlomeno era distinguibile. Mi accorsi delle lacrime che tratteneva a fatica, degli spasmi nervosi che subiva. Cercai di tranquillizzarla, di trovare una soluzione per tenerla più vicina. Le regalai le sue caramelle preferite per provare a strapparle uno sguardo meno angoscioso. La vicina di casa che l'aveva accompagnata da me aveva avuto il lasciapassare per l'affidamento transitorio di modo che il tribunale avesse il tempo necessario per i vari accertamenti.

Aspettai Ciarlene alla fine della terapia; era solita affacciarsi in studio prima di indossare il camice e la mascherina chirurgica e scendere in reparto. Erano passate le dodici ma di Ciarlene nemmeno una traccia. Finita la terapia con Martine, mi precipitai al reparto di oncologia, dove la trovai inginocchiata alla sinistra di una panchina, singhiozzante.

«Ciarlene, che succede?!».

Le presi immediatamente dei fazzoletti per asciugare il pianto, ma non riusciva a calmarsi e allora si voltò verso di me con una carta fra le mani; la aprii indelicatamente, senza scrupoli. Riconoscevo la provenienza dal colore arancione della carta: reparto di ginecologia. Prima di leggere cercai di calmare la sua tristezza, di colmare il suo malumore. Ero passato dal mutismo di Martine allo strazio di Ciarlene, e mi sentivo come dentro una prova di resistenza. In mezzo a tutti quegli appunti che macchiavano la carta arancione, i miei occhi lessero solo una frase: esame ecografico pelvico, presenza di cisti ovariche, anomalie della morfologia e della funzionalità delle tube di Falloppio. Diagnosi: infertilità. 90% di possibilità di perdita del feto durante il primo trimestre della gestazione.

Ciarlene era distrutta – e come darle torto. Io ero disfatto, a tratti terrorizzato. Avevo letto tantissime volte quella diagnosi, senza mai rendermi conto del male che significava per chi la riceveva in prima persona. Ciarlene non avrebbe potuto avere figli e, con la delicatezza che la distingueva, mi supplicò di rintracciare Camiller per riferire l'accaduto. Gli telefonai subito, chiedendogli di raggiungerci; nel frattempo, noi scendemmo nel chiostro per una boccata d'aria e uno snack che riequilibrasse la pressione.

Alla notizia, Camiller non si scompose: la sua naturalezza lasciava pensare che quasi si aspettasse una notizia del genere. Rimasi stupefatto dalla sua maturità. Secondo le sue previsioni, potevamo ancora intervenire, bisognava solo attendere la fine delle chemio per cominciare l'assunzione di farmaci volti a regolare l'ovulazione. Utilizzava parole a me sconosciute, che erano fuori dal perimetro del mio lavoro: lui, comunque, aveva curato diverse pazienti affette da infertilità e sterilità, e sentiva che poteva farcela anche stavolta. La sua presenza era necessaria per interrompere i pianti di Ciarlene la quale, per quanto distrutta, non poteva permettersi una pausa troppo lunga dai libri e doveva riprendere a ripetere quanto prima le cose imparate quel giorno. Avrebbe avuto due esami qualche settimana dopo, e il suo livello di preparazione sarebbe stato verificato e poi protocollato da Ambroise in persona. Restava il dato emerso dalla radiografia: la chemio aveva compresso in modo serio la fertilità di mia sorella.

Me ne andai silenzioso ma pieno di "rumore" interiore. Avrei voluto riaprire gli occhi e appurare che si trattasse solo di un sogno: sarei stato disposto a barattare qualunque cosa. Avevo bisogno di confrontarmi con Frankie; quella sera rimanemmo in salotto come non facevamo da tempo. Lei aveva sempre una sfilza di compiti da correggere, io delle cartelle da compilare e un file Excel da sviluppare. Ma in quello stato era inevitabile che Frankie mi chiedesse cosa fosse accaduto, e la risposta alla sua curiosità arrivò subito dopo essermi tolto la cravatta del compleanno, dimenticando di eseguire il nostro rito dei tre baci. Era un chiaro segnale che qualcosa non andava. Mi attirò al suo fianco e, voltandosi verso me, antepose a qualsiasi parola un abbraccio sincero. Mi sciolsi e non riuscii più a trattenere il dolore che, tramutato in pianto, mi permise di sfogarmi e confessarmi con lei: mi ascoltava in silenzio, ma soffriva anche lei come me. Mi promise che mi avrebbe aiutato lei, mi giurò che sarebbe stata sempre a disposizione, che insieme avremmo, come sempre, trovato una via d'uscita più indolore.

Facemmo l'amore, e la sua pelle morbida ma elastica mi accarezzava il corpo. Le sue labbra erano sottili ma carnose, i suoi occhi rimasero chiusi mentre ci baciavamo. Le accarezzai i capelli portandole il capo all'indietro, avvicinai il suo collo, annusai il suo odore genuino. Rimanemmo timidamente a guardarci, innamorati come il primo giorno. Frankie si appoggiò sul mio petto delicatamente, sussurrandomi che aveva avuto un'idea brillante: Martine cercava una nuova famiglia e Ciarlene aveva appena scoperto di non poter avere figli.

# CAPITOLO 19

La notte passò completamente in bianco. Come un ingegnere che il giorno dopo deve consegnare un progetto fondamentale, mi affrettai allo scrittoio a mettere nero su bianco le considerazioni che mi affollavano la mente. Scrivevo, cancellavo, tornavo indietro, modificavo, definivo. Ero ispirato: sentivo che tirava un buon vento, e approfittai di quell'umore positivo per fare alcuni calcoli. Se Ciarlene era pronta ad assolvere a quel ruolo, con l'approvazione di Camiller il progetto sarebbe andato in porto. In quanto medici eravamo avvantaggiati: le nostre referenze e il background che ci contraddistingueva erano garanzie che non trovavano rivali quando si pensava di compiere un passo sopra le righe. Camiller, inoltre, aveva da parte un salvadanaio niente male al quale attingere per soddisfare ogni richiesta della piccola, ma soprattutto per garantire il proseguimento delle cure mediche. C'era solo un piccolo (enorme) problema: lui e Ciarlene non erano sposati, e le procedure matrimoniali africane erano lunghissime da sbrigare. L'unica cosa che potevo fare, pensavo tra gli appunti che andavo accumulando sul tavolo, era portare Ciarlene alla conversione cattolica. Pensavo che, dal momento che ora viveva a Lomé, sarebbe stato importante per lei aderire alla religione del posto, in modo che le fosse permessa la possibilità dell'unione civile. Creai dei grafici con diramazioni varie, facevo dei cerchi intorno alle parole chiave, sottolineando due volte i passaggi da compiere per realizzare il piano.

Erano quasi le 5.00 del mattino e di dormire non avevo più voglia. Mi alzai per bollire un po' d'acqua sul fuoco: forse un tè caldo mi avrebbe aiutato a recuperare energie. Mi sentivo indistruttibile, per la prima volta nella mia vita appagato, completo. Se il piano fosse andato come sperato, la vita di Ciarlene sarebbe cambiata in meglio, e di conseguenza anche la mia. Avremmo pensato successivamente ai migliori medici per Martine, per curare la sua sindrome nello specifico.

Suonò la sveglia delle 6.30; mi affacciai a guardare l'alba, sorseggiando il tè. Mandai un messaggio a Ciarlene, per chiederle come stesse e per invitarla nel mio ufficio quella mattina, anche se non aveva tirocinio. La sua risposta arrivò prima del «buongiorno» di Frankie, al quale risposi allegramente, nonostante sentissi le occhiaie farsi spazio nelle guance.

«L'hai rifatto, Mimo? Stavi di nuovo studiando di notte?!».

Il buongiorno premuroso di Frankie era prevedibile: la sollevai da terra e la abbracciai fortissimo. Il suo corpo era leggero e rientrava alla perfezione fra le mie braccia. Due giri furono sufficienti a smussare la sua rabbia. La baciai ripetutamente: ancora una volta l'idea salvifica era stata una sua trovata, e io avevo semplicemente materializzato il progetto. Rimase quasi spaventata davanti alla mia presentazione: le illustrai come avremmo continuato a lavorare in quella direzione. Frankie cominciò ad acclamare come una tifosa davanti al gol decisivo della finale di campionato, ripetendomi che era fantastico, che potevamo provarci insieme.

«Insieme»: mi fermai qualche secondo a pensarci, quando la sua voce mi riportò alla realtà. Mi invitò a non perdere altro tempo: bisognava parlarne con Ciarlene e Camiller prima di intervenire burocraticamente.

Una volta in ospedale, quasi subito arrivò un "toc toc" riconoscibile alla porta del mio studio e sulla soglia comparve Ciarlene. Mi stavo abituando a quella parrucca biondo platino, simile a quelle che desiderava da piccola quando al villaggio arrivava qualche turista occidentale. Non avevo molto tempo a disposizione quel giorno e gli assistenti sociali me ne avrebbero tolto ancora di più l'indomani se non avessi presentato motivazioni idonee e sufficienti alle mie richieste. Andai al sodo, chiedendo a Ciarlene se se la sentiva di prendere in affidamento la bambina con l'appoggio del compagno. Insistetti cercando di essere equilibrato: volevo solo che Ciarlene stesse bene e che la piccola Martine avesse un'infanzia migliore di quella che aveva avuto fino a quel momento. Ciarlene indietreggiava man mano che la mia proposta avanzava: a giudicare dagli sguardi penetranti che mi lanciava, sembrava che le stessi mettendo paura. Disse che le sembrava una responsabilità troppo grande e mi suggerì di lasciar perdere. La rassegnazione non mi avrebbe portato alcun vantaggio, e di arrendermi non ne volevo sapere. Non sarei riuscito a ignorare il caso di Martine fingendo che i suoi problemi fossero esclusivamente clinici. Dovevo risolvere la questione e soltanto Camiller poteva aiutarmi a convincere Ciarlene.

Così quel pomeriggio, rimasti soli nell'aula magna del pian terreno, iniziammo a discutere dei pro e i contro di quella scelta. Camiller incentivava la compagna, tenendo presente che accogliere un bambino in casa avrebbe fatto bene alla loro voglia di essere una famiglia; del resto, Ciarlene avrebbe potuto lavorare come tirocinante anche con Martine.

Aveva sulle sue spalle un bel numero di cambiamenti, potevo percepire la sua stanchezza anche solo standole di fronte. Riuscivo a empatizzare con lei, mi rendevo conto di quanto la sua vita stesse mutando repentinamente, nel giro di poche settimane. L'affidamento di Martine poteva aiutarla a superare l'ultimo trauma, che faceva fatica a isolare rispetto alla vita di tutti i giorni. La sua visione delle cose era cambiata, si lasciava influenzare maggiormente dagli eventi negativi. Una bambina l'avrebbe accompagnata bene in quel percorso di auto-consapevolezza, «e di autostima» come aggiunse Camiller. Il pensiero creativo di Martine e la sua solitudine interiore sarebbero stati un vero toccasana per mia sorella, che condivideva entrambi gli elementi dalla nascita. La sua estraneità verso il mondo, nessun ambiente escluso, era da sempre risaputa. Adeline l'aveva sempre definita inetta e inadatta alla società, per l'appunto. In quei momenti, il nonno era solito intervenire dicendole che doveva accettare la sua diversità, derivante dal fatto di nascere donna. Donna, in una società maschilista e patriarcale – che sfortuna. Era il tempo di un riscatto che non avrebbe ferito nessuno.

Non avevo più saliva in bocca e le labbra continuavano a tremarmi. Non appena finii il mio discorso mi accorsi che la mia amata sorella stava già firmando le carte per l'adozione. La condizione di solitudine che la piccola lamentava sarebbe stata accolta e compresa in modo profondo dalla sua nuova mamma: Ciarlene.

# CAPITOLO 20

Camiller si era fatto accompagnare in diocesi da me e Ciarlene, la quale anticipava i nostri passi per raggiungere il confessionale. Intanto che camminavamo, lui pagò i francobolli necessari per inviare due lettere al villaggio e aggiornare la mia famiglia riguardo gli ultimi avvenimenti: il primo passo per procedere all'unione in matrimonio dei due. La conversione non era semplicemente una celebrazione ma un processo complesso al quale mi ero sottoposto volutamente anche io l'anno prima, insieme a Frankie. Avremmo organizzato una festa per celebrare quei momenti decisivi e indimenticabili, quando la bufera sarebbe passata e il tempo lo avrebbe permesso. E avremmo invitato anche la nostra famiglia: la mancanza del nonno cominciava a diventare dolorosa, almeno per me.

Il cielo era grigio, ma Ciarlene riusciva a colorare di serenità l'orizzonte: era contenta di quel passaggio, si sentiva bene ad averlo fatto. La libertà non aveva prezzo, per lei. La guardai con orgoglio: quanto stava crescendo la mia Ciarlene... Il pomeriggio trascorse serenamente tra i suoi studi e le mie visite in ospedale, e mi ritagliai alcuni minuti in modo da scrivere la lettera agli assistenti sociali in cui riferivo quanto stava accadendo. Scrissi loro che li aspettavo per la mattina seguente, per qualsiasi chiarimento dovessero chiedere di persona. Nel frattempo io e Camiller ci muovemmo per chiedere in comune la documentazione necessaria in vista del matrimonio civile. I tempi non erano lunghi e, anzi, permettevano di rientrare perfettamente nel mese corrente, il termine massimo fissato entro il quale Martine doveva stabilirsi in una dimora definitiva. La sua vicina di casa non aveva gli strumenti adatti alla sua cura a lungo termine e, inoltre, il suo stato di vedovanza era quasi nocivo per Martine, che chiedeva continuamente attenzioni, soprattutto da una figura maschile che le era da sempre mancata.

Il comune di Lomé era poco distante dal distretto dell'ospedale; io e Camiller ci incamminammo a piedi durante le ore calde del primo pomeriggio. Avevo cominciato ad apprezzare il caffè per l'effetto rapido che mi faceva: riuscivo a berne anche tre al giorno, in buona compagnia. Programmammo un meritato aperitivo dopo l'impegno in comune, che ci vide arrivare puntuali e armati di tutto l'occorrente. Le carte sarebbero arrivate l'indomani e Ciarlene le avrebbe ritirate di persona prima di arrivare al tirocinio, dato che era chiamata ad apporre le proprie impronte digitali. L'aria fresca che tirava alleggeriva la giornata, stancante ma ricca di soddisfazioni. Camiller si fermò al bar e ordinò due analcolici con degli stuzzichini da accompagnamento: era uno dei miei momenti preferiti e cercavo di assaporare profondamente i benefici del tempo libero lontano dal lavoro.

La sera avrei raccolto la documentazione per gli assistenti sociali: dovevamo essere propositivi per l'arrivo di Ciarlene che avrebbe condotto questa storia al lieto fine.

Tornammo in ospedale per l'ultimo turno di visite e rimasi qualche minuto a osservare Ciarlene in reparto, dalle vetrate che separavano gli studi privati dalle sale comuni adibite per i lavoratori pomeridiani e che la vedevano ospite attiva. La vedevo prestare attenzione ai dettagli, parlare con i degenti, organizzare il proprio lavoro in modo certosino. La chioma artificiale del suo capo era immobile e permetteva di incrociare il suo sguardo vispo e penetrante. Mi stupì la sua umiltà quando uno degli specializzandi del reparto le suggerì in che modo procedere; lei ascoltava, provava e annotava gli errori. Il suo aspetto era migliorato rispetto alle ultime sedute di chemio: il carico ormonale si andava alleggerendo e l'ultima radio aveva sentenziato una riduzione della macchia tumorale. Ero felice, e la solitudine del mio riflesso sulla vetrata era bilanciata dalla sua presenza.

Speravo che Ciarlene riuscisse a salvare Martine, proprio come ogni giorno – senza che se ne accorgesse del tutto – salvava me.

# CAPITOLO 21

Il rumore delle carte arrotolate mi aveva sempre infastidito: mi ricordava di quando i maestri delle elementari ci confessavano un brutto voto prima di cestinare il foglio inutilizzabile. Ma gli assistenti sociali avevano una lunga giornata davanti, e l'attesa di Ciarlene li stava probabilmente allarmando. Continuavano a sfogliare i loro appunti, strappavano quelli superflui e si passavano una dispensa usurata.

Guardai l'orologio: Ciarlene era in ritardo di dieci minuti rispetto all'appuntamento. Ma per fortuna Ciarlene arrivò nel preciso istante in cui avevo iniziato a preoccuparmi. Uscii dallo studio e accolsi tutti all'interno della sala ospiti, vuota e luminosa. Ciarlene occupò il posto alla mia destra mentre gli altri si schierarono a semicerchio davanti a noi. Sembrava una di quelle riunioni condominiali alle quali ero costretto partecipare da quando io e Frankie eravamo andati a vivere in centro.

Ciarlene prese la parola, e io rimasi in silenzio ad ascoltare:

«Crediamo che la scelta migliore per la bambina sia quella di affidarla a due genitori giovani ai quali è toccato un destino severo che li vede impossibilitati ad avere figli in modo naturale».

La sua sentenza, forse troppo cruda, venne seguita da una parentesi più morbida che esposi io: «Ciarlene ha tutti i prerequisiti validi per ottenere l'affidamento della bambina e, in questo modo, diventare madre».

Cercai di puntare sul lato affettivo ed emotivo, sperando di sciogliere i loro cuori in qualche modo. Inoltre, dicendo la verità, ci saremmo ritrovati dalla parte giusta al di là di qualunque fosse l'esito. Erano pronti al contraccolpo e iniziarono a enumerare tutti gli svantaggi di quella proposta: l'età forse troppo giovane di Ciarlene, un matrimonio che non aveva radici solide, una casa di piccole dimensioni e inadatta a ospitare una minore con le fragilità che tutti conoscevamo. Cercammo di rispondere a quelle "accuse": sapevamo che prima o dopo sarebbe arrivato il momento di difendersi. Avevamo studiato a lungo ogni evenienza, e non ci intimoriva dibattere con loro. Ciarlene aveva tirato fuori un coraggio mai visto; la sua audacia mi lasciava stupefatto, pieno di meraviglia. Riconobbi in lei lo spirito battagliero del nonno, e mi isolai nuovamente nei ricordi del passato. A incentivare il salto in un tempo remoto arrivarono i commenti toccanti di Ciarlene, la quale stava giurando, con le lacrime agli occhi, che non avrebbe ripetuto gli errori di nostro padre, il quale ci aveva abbandonati senza rimorsi. La conversione e l'unione civile con Camiller dimostravano concretamente che stavano percorrendo un processo pensato e serio visto che, per rispettare le ordinanze, stavano letteralmente combattendo contro il tempo. Cadenzavamo le nostre parole a intervalli regolari: lei parlava e io mi accodavo, supportandola. Eravamo sicuri di meritare quella vittoria e ci sembrava di intravedere facilmente il traguardo. E poi a motivarci c'era sempre lei, Martine: quella era l'ultima possibilità che avevamo, se non l'unica, per cambiare la sua vita.

Ma davanti all'insicurezza dei nostri interlocutori non restava che presentare l'arma finale, l'allarme rispetto alla salute mentale di Martine: le ultime terapie avevano registrato infatti una forte depressione, scaturita dalle continue mancanze affettive. Mostrammo gli esami e discutemmo la sua solitudine, sempre più infossata. Dovevamo ribaltare la prospettiva della situazione presentata e lo facemmo tanto da un punto di vista quantitativo quanto qualitativo. Eravamo una coppia vincente in questo: Ciarlene manteneva la razionalità mentre io compensavo empaticamente. Ogni tentativo di resistenza da parte degli assistenti sociali sarebbe stato vano. Erano tanti i vantaggi che enumerammo uno dopo l'altro, senza mai perdere di vista la principale preoccupazione: la solitudine di Martine di cui prendersi cura.

«Cultura, medicina e persona» erano le parole cardine intorno alle quali si muoveva il nostro ragionamento; non ci rendemmo subito conto di aver vinto quando il responsabile del caso ci invitò a prendere seriamente in considerazione ogni clausola che potesse impedire l'affidamento. Ma l'attenzione che avevamo fin là mostrato riuscì a stupire gli ascoltatori: avevamo superato tutti gli ostacoli.

Camiller ci raggiunse di corsa, pronto a descrivere la relazione e la complessità caratteriale di Martine, elementi che di certo richiedevano una precisa competenza (che io potevo vantare) nei metodi educativi. Le sue conoscenze erano fondamentali per girare la bussola dalla nostra parte e consolidare la vittoria che si avvicinava.

Eravamo alla fine, stanchi ma ancora pronti a riportare nella nostra parte del campo qualunque dettaglio che potesse sfuggire al nostro controllo. Passò un'ora e avemmo la nostra sentenza: «Da oggi, il pieno sviluppo della minore è preso in carico dai tutori presenti in aula nonché genitori affidatari di Martine, Ciarlene Lyghori e Camiller Yatara».

# CAPITOLO 22

L'ultimo periodo era stato difficile da gestire: non eravamo ancora riusciti a godere dei traguardi raggiunti perché venivamo interrogati dal destino a ogni passo. Increduli di esseri arrivati fino a quel punto, riuscimmo intanto a organizzare una cena nella nuova casa di Ciarlene, vicino alla stazione centrale. Avevamo fissato per il pranzo della domenica, non casualmente: sarebbe arrivata Martine, accompagnata dagli assistenti sociali e dalla vicina di casa. Ma io personalmente avrei visto la piccola molto prima: quello stesso pomeriggio avevo preparato per lei un'attività da svolgere insieme per registrare le curve sintomatiche della sua depressione. Volevo insegnarle ad amarsi e, soprattutto, volevo vederla star meglio. Preparai l'occorrente nello studio, salutai i colleghi da lontano e corsi ad aspettarla in sala d'attesa, in compagnia di alcune caramelle di cui andava ghiotta. Le pareti della nostra casa si "tenevano in piedi" con libri e caramelle, utilizzate da Frankie come premio per gli alunni.

Arrivò Martine, trasandata e annoiata: lo sguardo era rivolto al pavimento e la bambola di pezza macchiata da colori indistinti. Domandai di lei alla sua accompagnatrice, aggiornandola sull'affidamento e sul pranzo della domenica durante il quale adempiere alle varie pratiche, burocratiche e non. Martine non mi degnò di uno sguardo; sembrava che tutti i luoghi fossero uguali per il suo malumore, sembrava che tutti i posti si potessero attraversare passivamente. Di solito rifiutava la mia presa quando allungavo la mia mano verso la sua, così come rifiutava il contatto visivo, ma quei segnali della sua "strana normalità" adesso erano diventati piuttosto critici. Cercai di catturare la sua attenzione, che rimaneva però interamente rivolta alla bambola. Il suo sorriso era scomparso, i suoi occhi erano socchiusi e persi nel vuoto. Più la guardavo e più stavo male: non meritava ulteriori dolori. Dopo la morte di sua madre, raccoglieva la poca eredità depositata in banca e avrebbe potuto autogestirsi una volta raggiunta la maggiore età.

La terapia proposta prevedeva due fasi: la prima da condurre davanti allo specchio, la seconda da praticare fuori dal contesto dell'ospedale. L'avrei portata alle giostre del parco comunale, mi ero accordato con la tutrice temporanea che l'avrei riaccompagnata personalmente a casa entro l'ora di cena. Una giornata dedicata interamente a lei, per cercare di recuperare il salvabile. Temevo in una risposta negativa da parte sua, quindi decisi di accompagnare i suoi esercizi e di sedermi accanto a lei. Fare amicizia con lo specchio sarebbe stato il primo passo. Le proposi di giocare al contrario: Martine avrebbe interpretato il mio ruolo mentre io l'avrei imitata. Accettò senza opporsi, muovendo soltanto la testa in direzione della bambola, la quale rotolò a testa in giù fra le sue gambe mingherline. Le suggerii di compiere lunghi respiri prima di assumere la mia veste e iniziai il conto alla rovescia per il via. Il mio intento era anticipare qualsiasi sua mossa avvicinando lo specchio e ripetendo a voce alta: «Sono una bambina bella e fortunata, ho tante persone che mi vogliono bene intorno e non mi sentirò mai più sola». Poi ripetei frasi simili, cercando di carpire delle sue riflessioni. Feci un paio di resoconti e poi ripresi l'esercizio da capo. Martine mi guardava con aria incuriosita e gli occhi spalancati: mi chiese di smettere. La sua resistenza era venuta meno dopo pochi tentativi, subito rimpiazzata da domande sul senso di quella attività, visto che tanto non potevo capire il suo stato d'animo. Le risposi che, al contrario, io conoscevo molto bene le sue sensazioni: avevo provato cose simili alle sue alla sua età, ma avevo lasciato perdere e non mi ero "ascoltato". Oggi invece per lei volevo esserci: avevo gli strumenti necessari per salvare Martine da quella sofferenza.

Le promisi fiducia e affetto, ma alle mie offerte lei non diede segno di interesse. Continuava a concentrarsi sulla bambola, la teneva stretta con le nocche chiuse della mano. Adesso sarebbe toccato a lei recitare la mia parte, ed ero curioso di vedere cosa avrebbe messo in scena. Cominciò a sorridere in maniera imbarazzante, mi chiese di continuare ad assistere da spettatrice. Allora io mi specchiai di nuovo, questa volta silenziosamente, dicendole che non avrei badato a pregiudizi. Cercavo di trasmetterle pensieri positivi e sinceri, adatti a farle capire che lei era perfetta così e tutti la vedevano in quel modo. Martine non resistette un minuto di più: si mise accanto a me e cominciò ad alzare lo sguardo verso il suo riflesso. Cantai vittoria e le chiesi di ripetere le mie affermazioni, continuando a respirare.

Ogni ripetizione dell'esercizio veniva accompagnata da una caramella, per farla distrarre e tenerla serena. La vedevo più motivata; l'obiettivo finale si stava avvicinando.

Cominciai la seconda fase della terapia in cui condividevo con lei cose che adoravo, come il mio naso e le mie orecchie grandissime (come mi diceva

Alan quando eravamo piccoli), e chiesi a lei di fare lo stesso, di apprezzare i suoi difetti e di riderne insieme, accettandoli.

Le emozioni sia positive sia negative culminarono nel pomeriggio alle giostre già in programma, una situazione in cui Martine era libera e veniva lasciata responsabilizzarsi rispetto alla sua autonomia. La guardavo innamorato: mi ricordava il legame che avevo con Ciarlene.

Mangiammo un gelato – io alla frutta, lei alle creme – camminando verso casa di Martine, sazi di quell'amore che non conosce rivali. Quell'amore che solo mia sorella avrebbe saputo accogliere e curare alla perfezione.

«Allora ci vediamo domenica per il pranzo, vi aspettiamo!», dissi in direzione della tutrice di Martine, rivolgendo alla piccola un occhiolino di intesa. Lei però non si voltò a salutarmi: non poteva sapere quanto mi avesse regalato con la sua sola presenza, e andava bene così.

# CAPITOLO 23

Io e Frankie andammo al centro commerciale per recuperare una cassettiera da montare. Volevamo aiutare mia sorella nella preparazione di un piccolo spazio per Martine, scelto tra i punti più luminosi della casa. Gli assistenti sociali sarebbero stati severi e petulanti, e sapevamo di dover prestare attenzione ai dettagli. Niente polveri, niente pericoli, niente spigoli o vetri sporgenti; un tappeto grande sul quale giocare con le bambole; un tavolo di legno dove poggiare un abat-jour dai disegni rosa e blu. Mancava solo la vernice per le pareti, con la quale avremmo coperto le imperfezioni del muro e uniformato i colori sotto il giallo, il suo colore preferito. Guanti di lattice che avremmo utilizzato per pitturare ne avevo in abbondanza in studio.

Sarebbe toccato a Camiller, poi, decidere la disposizione dei mobili per sfruttare la posizione del letto e sfruttare la luce naturale. Il materasso non era ancora arrivato, l'avevamo ordinato con gli sconti che gentilmente ci aveva donato Louise: da quando la sua ex moglie lavorava in un negozio di arredamento, riusciva a togliersi qualunque sfizio con le offerte riservate al personale. Ci consigliò un materasso singolo che poteva anche scaldarsi, per agevolare il benessere della bambina durante le notti invernali. Frankie si offrì volontaria per decorare la porta di ingresso con disegni adesivi dei suoi cartoni animati preferiti.

Quella domenica arrivammo un'ora prima rispetto a Martine e i suoi futuri tutori, Ciarlene e Camiller. Volevamo concludere insieme il lavoro cominciato come una vera catena di montaggio: Ciarlene cominciò a raccogliere le margherite dal giardino sul retro, tenuto aperto e libero per gli inquilini dello stabile. Erano profumate e stavano alla perfezione all'interno di una tazza da tè, legate da una molla e messe sul comodino. Le pareti della stanza si erano asciugate e il pavimento era stato lavato più volte. Nonostante la stanchezza per tutti quegli sforzi, procedetti con estrema gioia pensando alla reazione di Ciarlene. Mancavano soltanto alcuni giochi e delle tende adatte a coprire la finestra circolare sopra il letto. Volevamo assicurarci che Martine non ci venisse portata via: desideravamo tutti la stessa cosa. Sudati e affaticati, ci sedemmo in salotto ad aspettare il campanello della porta che non si fece attendere molto e arrivò puntuale alle nostre orecchie: erano le tredici spaccate.

Il menù del giorno era stato studiato da Camiller nel dettaglio che, per quell'occasione, aveva condotto una ricerca sui prodotti bio da consumare in vista della primavera: verdure e legumi non mancavano mai. Si era divertito a frullare le lenticchie condite da un buon sugo di cipolle. L'odore era pungente e il sapore garantiva la qualità della sua attività in cucina. Frankie e Ciarlene avevano pensato all'apparecchiatura della tavola: i piatti bianchi e piani facevano da base a quelli capienti che avrebbero ospitato la zuppa di legumi, «genuina e corroborante» come amava ripetere Camiller. Alla destra dei piatti c'erano diverse posate, preparate appositamente per consumare anche il secondo piatto e il dessert finale.

Vennero serviti spiedini di verdure arrostite: zucchine, zucca e melanzane, con contorno di piselli. Al centro della tavola troneggiava una piantina proveniente da una paziente anziana di Camiller, conosciuta in ospedale per il suo amore per il "green". Al dolce pensammo io e Ciarlene; avevo accaparrato gli ingredienti per preparare una torta classica al gusto cioccolato, ma venni rimproverato perché la scelta non sarebbe piaciuta agli assistenti sociali: il cacao andava dosato e consumato con cautela, meglio ancora se lontano dai pasti. Dovevo abituarmi alle buone consuetudini consigliate per i bambini, e non arrivai nemmeno a pensare che quella sarebbe stata una scelta sbagliata per Martine. Ogni dettaglio doveva essere curato al massimo: in gioco c'erano la nostra reputazione familiare e lavorativa.

Uno degli assistenti sociali, un certo Miguel, alto e barbuto, teneva per mano Martine che non sembrava affatto felice. Alla destra della bambina la sua tutrice, vispa e danzante, sembrava contenta che fosse arrivato il giorno dell'incontro che le avrebbe restituito la sua vita di tutti i giorni. Non diventare un genitore era una scelta legittima; noi, al contrario, stavamo impiegando tutte le nostre forze affinché due persone della nostra famiglia potessero diventarlo.

Martine non alzò gli occhi, ma abbozzò un sorriso ingenuo e sincero che non passò inosservato. Era la prima volta che incontrava Ciarlene; io incrociai le dita e sperai in un colpo di fulmine. Le cose andarono come premeditato: Martine corse verso la sua cameretta come se già conoscesse il dentro della casa. Venne subito seguita da Camiller, che la rincorse sollevandola dal pavimento e stringendola al torace. La scena di effusione era commovente e fu applaudita da tutti. Martine tornò al mio fianco, questa volta dicendomi che aveva molta fame e chiedendomi perché non avesse ancora mangiato. Mi raccontò che aveva diviso solo poche briciole di pane con la sua bambola per colazione. La sua fame era giustificata e la condividevo, per questo sollecitai gli ospiti a prendere posto.

La grande tavolata ospitava tutti alla perfezione, e occupammo posti causali; con l'arrivo di Martine sarebbero cambiate molte abitudini, tra cui forse questa. Poi, mentre si pregava insieme per inaugurare il pranzo, Martine si alzò silenziosamente e, gattonando al centro del salone, raggiunse lo specchio dietro al divano, l'unico della casa a figura intera. Si voltò e, per la prima volta, i suoi occhi cercarono quelli di Ciarlene. Per farla avvicinare la chiamò insistentemente per nome: «Ciarlene, Ciarlene, Ciarlene». Calò un silenzio disturbato esclusivamente dal rumore del pane divorato da Camiller, che lo stava servendo su un tagliere di legno. Mi avvicinai e osservai da dietro le quinte la scena: Ciarlene e Martine erano una dietro l'altra, come unite in un'unica figura. Stavo fantasticando a occhi aperti quando la piccola scandì una frase che, dopo varie ripetizioni sottovoce, riuscii a decifrare: «Qui non è come prima. Riesco a vedermi... Mi piace questo posto!».

Una lacrima di gioia solcò la mia guancia e immortalò un momento che non avrei dimenticato per il resto della mia vita.

# CAPITOLO 24

Martine era in tutela cautelare a casa di Ciarlene ormai da una settimana: rimanevano soltanto quindici giorni per l'unione civile con Camiller.

Lo scorrere degli eventi procedeva a nostro vantaggio: la ricorrenza coincideva con la pausa didattica dei tirocini in ospedale per le festività del Lunedì dell'angelo. Era una festa che veniva celebrata da famiglie cattoliche e protestanti come la nostra che, ormai, ci vedeva accomunati nella religione cristiana. Avevamo cambiato le nostre vite per convergere verso l'adozione di Ciarlene, per questo non ci pesava affatto. Il retaggio familiare che aveva segnato la nostra infanzia, con riti politeisti e tribali, stava pian piano svanendo. Dovevamo rispettare quei prerequisiti dettati dallo Stato per diventare un'autentica famiglia e avere la custodia legale. Eravamo entusiasti e sicuri dei benefici che ne sarebbero derivati.

Nel frattempo, Ciarlene aveva superato i due esami propedeutici del tirocinio e adesso poteva concentrarsi sulla scelta dell'abito che avrebbe indossato per la cerimonia. Mi sorprendeva notare che le serviva davvero poco tempo per memorizzare le varie nozioni: Ciarlene apprendeva come una spugna.

Frankie si offrì di accompagnarla alla ricerca del vestito e delle bomboniere, e si propose addirittura di crearne alcune lei, che sarebbero state di certo originali e innovative. Era indecisa tra modellare della pasta di sale pitturata e adornata appositamente e creare dei piccoli ventagli di carta velina e polistirolo. I materiali erano messi a disposizione da Frankie: ne avevamo a bizzeffe nella biblioteca di casa dedicata ai laboratori scolastici. Ciarlene approvò rimanendo colpita dalla proposta, ricordando quanto il nonno amasse lavorare l'argilla e rammentando quei pomeriggi nei quali era solito realizzare con il bucchero dei capolavori da vendere al mercato.

L'abito era molto costoso e i soldi di Ciarlene non erano sufficienti per comprarne uno di prima mano, perciò si accontentò di una scelta più discreta: un abito da utilizzare sia al comune sia per il rinfresco. Per compensare quella mancanza, Camiller propose di spostare il banchetto nel terrazzo di casa sua: in questo modo avrebbe utilizzato il vino già presente in dispensa e organizzato un apericena più economico. Avrebbe sicuramente conquistato il plauso degli invitati, vantandosi delle sue doti da chef.

A Martine venne affidato un ruolo privilegiato: avrebbe portato gli anelli ai due futuri coniugi, rinunciando per la prima volta alla compagnia della sua bambola. Non sembrava infastidita; al contrario, propose di sostituire il cuscino che raccoglieva gli anelli con dei fiorellini che stava raccogliendo da giorni. La accontentammo volentieri per dare un'atmosfera ancor più floreale alla sala decorata e abbellita dai tulipani, i fiori preferiti di Frankie. Il nonno della mia compagna era stato uno dei fiorai più noti della sua città di provenienza e sua nipote aveva ereditato questa dote, coltivandola assiduamente.

La scelta dell'abito, tra l'altro, si era rivelata più semplice del previsto. Lo vidi di nascosto pensando alla sorpresa che avrebbe avuto Camiller: dalla foderina trasparente si intravedeva un tailleur blu e bianco. Lo immaginavo indossato da Ciarlene, con i riflessi del lucido della stoffa sulle vetrate della sala del comune e mi vennero i brividi. Ricordai il giorno della consegna dei diplomi, quando alle mie spalle avevo Adeline e Raquel che mi incoraggiavano perché ero praticamente immobile; non potevo sapere che dopo alcuni minuti avrei scoperto che il mio più caro amico non sarebbe mai tornato a giocare con me. Erano emozioni contrastanti ma indelebili, che adesso rivivevo nello sguardo di mia sorella: anche a lei la vita aveva riservato una svolta tempestiva e celere, ma fortunatamente in positivo. Non aveva mai dato nulla per scontato e tornava spesso a chiedermi se tutto questo costruire e decostruire intorno a sé avesse un senso. Cercai di rasserenarla e di sgravarla da ogni responsabilità che potesse appesantirla; in questo, Camiller era un mio prezioso complice.

Intanto si cercò anche un compromesso per la capigliatura da adottare: le trecce amate da Ciarlene andavano sostituite da un capello ondulato, che le cadeva alla perfezione sulle spalle minute. Ogni cosa prendeva lentamente forma, mancavano solo i vestiti per me e Martine; Frankie avrebbe indossato una gonna lunga e primaverile, regalatale da una collega tempo addietro.

Questa volta il menù venne deciso da Ciarlene, il cui desiderio fu quello di mantenere viva la tradizione africana almeno in tavola. Come portata principale si optò per il *potjiekos*, letteralmente "piccolo piatto di cibo". La ricetta era costituita da diversi tagli di carne, carote, cavoli, zucca, cavolfiori, patate o riso conditi con spezie e fatte cuocere alla perfezione. Insieme a mia sorella, avrei preparato il mio piatto preferito, il *bunny chow*, un tipico panetto confezionato, la cui estremità viene prima scavata e poi riempita di curry piccante che viene assorbito dalle pareti del pane.

La scaletta della cerimonia, tra fasi e momenti salienti, era stata insomma organizzata: ognuno di noi avrebbe collaborato alla realizzazione di un giorno memorabile. Partì il conto alla rovescia.

# CAPITOLO 25

Come un sogno che diventava realtà, le porte del comune si aprirono ai promessi sposi: Ciarlene non smetteva di piangere, mentre Camiller vantava un sorriso costruito per celare la tensione. I suoi occhi parlavano e la sua gioia era tangibile.

Quelle stesse emozioni le vivevo anche io, perdendomi nei loro sguardi che non riuscivo a evitare. Il tremore della mia gamba era frenato dalla mano bollente di Frankie, che mi invitava a rimanere calmo, sorridendomi. Il potere che avevano le sue parole era sempre significativo: riusciva a sistemare ogni cosa spontaneamente. La sua presenza era fondamentale anche per guidare Martine, che ascoltava i suoi consigli e aspettava pazientemente il permesso che avrebbe dato il via al suo cammino verso gli sposi. Ambroise aveva gentilmente regalato gli anelli: il direttore occupava la prima fila insieme ai responsabili del reparto in cui Ciarlene stava studiando. Ambroise era solito vestire un ruolo quasi genitoriale nei confronti dei suoi tirocinanti: aveva un cuore enorme e una sensibilità più unica che rara. Rimasto orfano in giovane età, si era dovuto occupare dei fratelli minori come un padre, crescendo velocemente e sviluppando un incorruttibile senso del dovere. La stima che avevo nei suoi riguardi era smisurata, e vederlo quel giorno in prima fila al matrimonio di Ciarlene non poteva che accrescere la mia gratitudine nei suoi confronti.

Avevo indossato la cravatta che mi aveva regalato Frankie per il mio compleanno e continuavo ad accarezzarla verso il basso, sollevando le spalle e aprendo il petto in avanti cercando di assistere attivamente alla funzione.

La sala era colma di tulipani bianchi e gialli; il profumo che emanavano riempiva gli spazi e li illuminava. I posti erano tutti occupati: cinque file di sedie pieghevoli erano sistemate di fronte a un palchetto con un microfono e un grande libro per raccogliere le firme. Arrivò il sindaco a rendere ufficiale la celebrazione: una melodia lieve accompagnò la passerella di Martine, che si diresse repentinamente verso Ciarlene e Camiller, nascondendosi tra le sue gambe di quest'ultimo e cercando riparo dagli occhi di tutti gli astanti. Mia sorella le diede un abbraccio fortissimo e mise gli anelli al centro del tavolo, ascoltando gli applausi la cui eco arrivò fino all'esterno.

I riflessi luminosi delle vetrate verticali mantenevano un tepore giusto dentro e fuori, e sembravano la promessa di un bel sole che avrebbe riscaldato l'intera giornata. Cominciò la lettura degli articoli che regolano le nozze e le unioni civili. Mi commossi senza remore; dopo tanti sacrifici, eravamo sempre più coraggiosi e pronti a coronare quel futuro migliore che intravedevamo. La fascia a righe gialle e verdi del sindaco era spettacolare. Per la prima volta lo vedevo a una distanza ravvicinata: barba lunga e curata, così come le sopracciglia, una cera lucida sul capo e un atteggiamento insieme raggiante e sontuoso. Alla lettura delle formule del codice civile, vennero integrati i rispettivi giuramenti che avrebbero reso effettiva l'adozione di Martine. La bambina era tornata a dondolare la sua bambola, ignara della sacralità di quei momenti: era serena, me ne accorgevo dal suono che continuava a simulare a bassa voce, distraendo Frankie, la quale non smetteva di accarezzarle la nuca.

Camiller afferrò la sua sposa per baciarla con trasporto sulle labbra, tra le acclamazioni dei presenti. Il sindaco fece cenno di far partire i festeggiamenti, e l'assessore e il consigliere comunale lo seguirono immediatamente: potevamo davvero festeggiare. Era tutto perfetto, e potevamo finalmente frenare le nostre corse contro il tempo. Ambroise concesse un giorno libero a Camiller, un collega avrebbe coperto il suo turno senza problemi. Ma Camiller non accettò perché non voleva approfittarsi e poi sentiva di avere tutto sotto controllo. Durante il rinfresco confidò al direttore che l'indomani avrebbe lavorato regolarmente. Ciarlene, invece, sarebbe potuta rimanere a casa per l'intera settimana per godere di quei giorni festivi.

Per il Lunedì dell'angelo eravamo soliti preparare il pranzo in casa, ma insieme decidemmo di saltare per questa volta la ricorrenza per festeggiare in un luogo aperto e più spazioso. In quei giorni di festa vedevo Ciarlene in preda al panico: si stava avvicinando il giorno dell'esame finale davanti alla commissione. Aveva una sola possibilità di riuscita: se fosse stata scartata non avrebbe potuto tentare di nuovo. Ma se invece avesse superato il colloquio, avrebbe portato a casa un contratto di lavoro solido. Decisi così di interrogarla personalmente per accompagnarla fino alla fine del percorso e non avere alcun rimorso. Le ponevo quesiti teorici e casi pratici, le chiedevo nozioni tecniche e risoluzioni di problemi reali: era molto preparata e rispondeva a ogni domanda con prontezza, senza esitare. Non faceva resistenza quando si trattava di rispondere ad argomenti più approfonditi, comparando definizioni e concetti interdisciplinari. Le chiedevo di motivare il suo studio con una sintesi esaustiva del bagaglio di nozioni ormai raggiunto; nessun dubbio, sarebbe stata promossa.

# CAPITOLO 26

La data dell'esame venne fissata ed esposta alla lettura dei candidati in bacheca. Rimasi paralizzato per alcuni minuti davanti ai nomi inseriti in graduatoria: c'erano solo dieci concorrenti, tra le quali Ciarlene. Era un concorso a porte chiuse, prevedibile quanto incalzante. Mi rallegrava la consapevolezza di poter presenziare – in quanto medico, in maniera straordinaria – all'esame di mia sorella: avrei incentivato ogni suo passo come lei aveva sempre fatto con me. Mancava soltanto una settimana all'appello, avevamo ancora qualche giorno a disposizione per esercitarci.

La mattina del concorso stavo aspettando Camiller davanti a una tazza calda di tè, al solito bar. Avevamo anticipato rispetto all'orario di ingresso in ospedale per fare il punto sulla condizione di salute di Martine, che ultimamente stava dando ottimi risultati. Non riuscivo però a comprendere il legame che intercorreva tra la sindrome dell'autismo e la mancata autostima che caratterizzava Martine. Cominciai a sbracciare nel fumo della sigaretta di Camiller, domandandogli più dettagli.

«Come mai riusciamo a migliorare le sue condizioni di salute ma non riusciamo a far sì che aumenti la fiducia in sé stessa?» domandai per primo.

Passarono alcuni secondi di silenzio in cui Camiller sembrò quasi ignorare le mie paure. Riconoscevo che qualcosa era cambiato: da quando Martine era diventata parte della nostra famiglia, affrontavo le cose con parecchia ansia da prestazione. Venivo pervaso da dubbi che non avevo ancora conosciuto e, quando ero convinto di operare in direzione giusta, mi capitava di retrocedere o voltare percorso. Non era inesperienza: lavoravo da almeno tre anni con le sindromi dei pazienti affetti da disabilità anche se non in maniera continuativa: mi aggiornavo e frequentavo corsi di formazione settoriali per rispondere perfettamente a qualunque caso potessi incontrare. Avevo anche un quaderno in cui appuntavo note e post-it più informali, pieni di commenti di natura personale. La scrittura non aveva mai smesso di salvarmi, ieri come oggi: rimaneva senza dubbio una delle terapie più funzionali che mi auto-somministravo.

Camiller continuava intanto a ignorare la mia domanda, preso dagli ultimi tiri del suo tabacco e dal tepore della tazza di tè. Poi lentamente mi poggiò entrambe le braccia sulle spalle, facendomi rimanere immobile e costringendo i nostri occhi a incrociarsi.

«Mimì, ma lo vuoi capire che le abbiamo salvato il futuro? Ti vuoi calmare e la smetti di tormentarti? Tutto quello che potevamo fare per Martine è stato realizzato alla perfezione. Adesso ha bisogno di tempo per elaborare un lutto e comprendere quanto, allo stesso tempo, sia stata fortunata».

«Stai dicendo che riusciremo a ottenere risultati anche da un punto di vista affettivo?». «Sto dicendo che hai bisogno di una vacanza!».

Così dicendo mi invitò a finire serenamente la colazione, aggiungendo che se avessi continuato a impanicarmi mi avrebbe lasciato da solo. Forse aveva ragione: continuare a impelagarmi in questi dubbi poteva mettere in discussione il lavoro che stavamo facendo, oltre che il suo nuovo ruolo genitoriale. Dovevo lasciare che fosse il tempo ad aiutare Martine; Camiller trovava sempre le parole giuste per lasciarmi in silenzio con una nuova lezione da imparare. Con lui mi sentivo al sicuro, come non capitava da tempo… Come non capitava da quando Alan mi prendeva per mano e mi giurava di restare per sempre al mio fianco.

Aspettai Ciarlene per il tirocinio; quel pomeriggio le avrei chiesto di risolvere alcuni compiti più strutturati in vista dell'esame. Stava svolgendo minuziosamente quanto richiesto quando, con tono pacato, mi pregò di lasciar perdere l'idea di assistere all'esame l'indomani. Forse si sentiva a disagio, e da lì a poco mi spiegò che preferiva affrontare il momento da sola, come avrebbero fatto le altre concorrenti. Ci abbracciammo, io ero più emozionato di lei. Per l'occasione avrei indossato ugualmente la cravatta regalata da Frankie, a mo' di buon augurio. L'avrei accompagnata e guardata da lontano, restando ad ascoltare il tocco dell'orologio che segnava il passare del tempo.

# CAPITOLO 27

La campanella dell'aula magna risuonò negli stretti corridoi del piano terra. Le candidate si disposero in fila indiana tenendo una penna blu fra le mani, inserita tra gli anelli dell'agenda tascabile fornita dall'ospedale.

Riuscii a vedere Ciarlene dalla ringhiera del piano superiore: come un bambino che ricerca lo sguardo della madre all'uscita della scuola, i miei occhi non smettevano di reclamare i suoi, che però rimanevano chiusi, in segno di preghiera. Credevo infinitamente nelle sue potenzialità ed ero certo che non avrebbe commesso errori.

L'appello non fu tardò ad arrivare: un medico superiore indicò la postazione destinata a ognuna di loro. Ciarlene camminava a testa alta, e andò a occupare un posto laterale in prima fila. La mia cravatta verde si intonava perfettamente con i suoi calzini, cuciti da Frankie qualche giorno prima: era da sempre il colore preferito di entrambi, una delle peculiarità che ci accomunava. Feci caso al tremore della sua gamba destra, sulla quale poggiava le mani per cercare di frenare quello stato d'ansia. Il timer segnato sulla lavagna dietro la cattedra centrale cominciò a muovere verso l'inizio della gara. Il tappo della penna venne estratto e posto sulla destra del foglio, che a malapena vedevo ma che si stava riempiendo di calcoli e numeri. La teoria era il vero scoglio da superare tenendo conto del poco tempo a disposizione. Mi sembrava di non riuscire a togliere lo sguardo di dosso a Ciarlene, quando dal nulla, mentre rientravo nel mio ufficio, sentii il richiamo allarmato di Camiller.

Quando diceva il mio nome l'eco finale del diminutivo «Mimì» non mi creava fastidio. Ciò che più mi stava allarmando in quella circostanza, invece, era il tono severo della sua voce. Mi precipitai al suo cospetto, lasciando la mente a quella ringhiera arrugginita del primo piano. Quando aprii la porta del suo ufficio, non riuscii a rimanere con le mani in mano, vedendolo dondolare sul lettino motorizzato piegato a trenta gradi. Lo invitai ad assumere una posizione corretta, chiedendogli cosa avesse da dirmi di così tanto urgente; mancavano venti minuti alla pausa pre-pranzo del reparto che di solito veniva sfruttata per chiacchierare. Sembrava ubriaco, ma di un'euforia ignota che non riuscivo a decifrare e lui, d'altronde, non riusciva a controllare il suo corpo. Lo rimproverai: ero insieme preoccupato e insofferente alla sua testardaggine. Fin quando, costretto ad assistere a quello spettacolo senza sottotitoli, decisi di abbandonare la scena per tornare in tempo da Ciarlene. Camiller mi richiamò all'ordine, deciso a mettersi al mio fianco: «I risultati del concorso arriveranno prima del previsto: due candidati non si sono presentati... La selezione avverrà in un campo ristretto in cui tua sorella gioca un ruolo decisivo»: con stupore notai che era davvero sincero.

«Allo scadere del tempo» riprese, «vedrai che Ciarlene avrà già consegnato il suo compito da un pezzo; stanotte l'ascoltavo, era preparatissima».

Mi commossi e gli chiesi il favore di incaricarsi dei miei appuntamenti di quella mattina in ospedale; non era raro che ci coprissimo a vicenda le visite di controllo. Accettò senza insistenza e riprese a ruotare su una gamba: era la prima volta in tutta la vita che lo vedevo così contento. Tornai alla postazione di osservatore, sentendo il battito del cuore accelerare. Mancavano dodici minuti allo scadere del tempo quando Ciarlene lasciò il suo banco per procedere alla consegna. Speravo che il suo viso si levasse nella mia direzione, solamente per darle conforto con un sorriso fraterno. Da lassù potevo vedere che la gamba aveva smesso di agitarsi: il peggio era passato.

Durante la pausa la cercai ma quando la trovai era impegnata ad accogliere un reparto un paziente dal braccio ingessato. Allora continuai il mio giro visite, aspettando l'arrivo di Martine nel primo pomeriggio. Non potevo ancora saperlo, ma da quel giorno le cose sarebbero andate diversamente.

# CAPITOLO 28

La chiave entrò nella serratura e voltò a destra due volte, aprendo la stanza. Durante le prime ore di quel giorno, l'impresa di pulizie era passata negli studi dei dottori associati, compreso il mio, lasciando impronte di detersivo fresche sul pavimento. L'odore che veniva dal bagno di servizio era disarmante: aspettavo quella sensazione per tutta la settimana. Rimasi come incantato a respirare con le narici aperte, quando la segreteria annunciò di prestare attenzione a un "oggetto segreto" lasciato in corridoio dal corriere. Mi affacciai incredulo: pochi minuti prima non mi sembrava di aver visto scatole, e rimasi ancora più sorpreso quando ne notai le dimensioni.

Posta in verticale verso il muro che ne reggeva inevitabilmente il peso, lessi l'etichetta sulla superficie laterale: «Attenzione: fragile». Non avevo la minima idea di cosa potesse essere e cominciai a trascinare il pacco all'interno per scartarlo velocemente, divorato dalla curiosità. Poi, affaticato dalla forte emozione, decisi di prendermi una breve pausa per controllare il conto della mia carta. Non avevo ordinato nulla e non aspettavo consegne. Il saldo della banca lo confermava: nessuna transazione in uscita verso l'azienda che mi aveva spedito quell'enorme scatola. Allora ripresi a tagliare lo scotch posto ai lati per notare una piccola tavoletta d'argilla sul fondo. La recuperi per leggerne l'incisione sulla tavoletta: «Sappi che ogni volta in cui ti sentirai solo, ci sarò io a guardarti da questo specchio». Firmato: «Nonno». Di colpo mi misi a lacrimare pensando al motivo che poteva averlo spinto a farmi quel regalo.

Continuavo a tirar fuori la carta tutta intorno allo specchio per tirarlo all'esterno e poterlo rimirare. La dedica del nonno mi aveva lasciato l'amaro in bocca, e volevo consultarlo a tutti i costi. Il nuovo arrivato sostituì lo specchio che aveva ospitato le terapie con Martine, ancora resistente e decorato con i suoi brillantini. Approfittando del turno delle imprese nel reparto, domandai gentilmente una pulitura del vetro, forse opacizzato dal lungo viaggio. Una volta solo nello studio, mi avvicinai timorosamente allo specchio: mi tenni dritto e fermo per scoprire il mio ritratto, per prenderne, forse per la prima volta, una confidenza maggiore. Era affascinante pensare che fino a qualche giorno prima lo specchio aveva per-lopiù rimandato all'esterno il riflesso del nonno; lo sentivo inevitabilmente presente, come ogni giorno della mia vita. Ero commosso e incredulo: non potevo ricevere un regalo migliore di quello e non vedevo l'ora di condividere la mia gioia con tutti gli altri, compresa Martine. Mentre pensavo ai motivi che l'avevano spinto al regalarmi quello specchio, bussarono alla porta dello studio e la piccola Martine si fece avanti, accompagnata da Camiller, il quale, non appena vide il nuovo specchio, cominciò a rimproverarmi pensando che lo avessi comprato io, perché trovava che fosse una spesa superflua. Come un fratello maggiore con il minore, misi da parte ogni irrazionalità per raccontargli come erano davvero andate le cose. Avrei aspettato la fine del mio turno in ospedale per approfondire quella storia e il segreto che celava. Martine, a differenza mia, non aveva intenzione di rimandare: si alzò senza commentare e raggiunse la solita posizione di fronte al suo riflesso. Alla sua esclamazione: «Ma chi è lui?», mi allarmai.

«Lui chi?! Vedi qualcuno?».

Improvvisamente Martine procedette verso lo specchio per toccarne il vetro, quasi volesse verifi-carne l'esistenza. Non l'avevo mai vista così serena e autentica. I suoi comportamenti erano diversi e mi lasciarono senza parole. Stavo fermo a osservarla mentre scrutava con attenzione l'ombra che vedeva nello specchio. Pensai che fosse bene chiederle una descrizione più dettagliata: «Martine, come è fatta questa figura? Ti vuole fare del male?».

E continuando, come monologando, le domandai ancora: «Di che colore ha i capelli? I suoi occhi sono color mandorla?».

Ogni tentativo di farla parlare era vano: Martine continuava a isolarsi, e cominciò a mimare delle strane mosse finendo per abbracciarmi. I suoi ringraziamenti furono inaspettati: quella terapia che l'aveva tanto infastidita adesso sembrava quasi piacerle. Faticava a staccarsi dalla postazione e finalmente cominciò a dirmi qualcosa. L'ombra che abitava lo specchio apparteneva a un uomo che, nelle parole di Martine, sembrava il ritratto del nonno. Non credevo alle mie orecchie, ma non potevo dubitare della sua sincerità. D'altronde ero cresciuto in una famiglia credente che credeva fermamente nella continuità della vita dopo la morte, in altri spazi e luoghi, però mi chiesi perché il nonno continuava ad apparire in maniera nitida agli occhi della bambina.

Svolse il resto della terapia autonomamente, con spirito intraprendente e relativo impegno. Non aspettava che le venissero dettate le posture da imitare, era preparata e volenterosa. Ero stupito ed eccitato ma pieno di dubbi: dopo il lavoro, avrei dovuto telefonare quanto prima al villaggio per chiedere spiegazioni. Ma quella chiamata arrivò prima del tempo da Adeline, durante la pausa pranzo, la quale aveva già tentato di contattarmi nelle ore mattutine. La sua voce rauca e intermittente riuscì appena a comunicarmi quanto doveva:

«Mimo, tesoro mio... Mi dispiace dirtelo così ma so che se non lo facessi ti arrabbieresti con me...».

Una pausa di pochi secondi dall'altra parte del telefono scandì diversi momenti di fatica: «Mimo... Il nonno è morto, è successo stanotte; avvisa tua sorella».

# CAPITOLO 29

Dovetti ascoltare quella frase per almeno tre volte prima di comprenderne il senso. Tornai a domandare conferma ad Adeline, la quale singhiozzando mi pregò di stare vicino a Ciarlene in un momento così doloroso per tutti.

La morte del nonno arrivava in un momento difficile; l'avrei detto a mia sorella soltanto al termine delle prove del concorso. Avrei voluto con ogni fibra del mio essere tornare indietro nel tempo per poter riabbracciare il nonno e guardarlo negli occhi un'ultima volta. "L'immortale"; il mio mentore; un tutore eccezionale; un consigliere senza pari. Mi tornavano in mente uno dopo l'altro i nostri ultimi confronti, in cui io mi ero sentito impotente e confuso mentre lui aveva sempre saputo come tirarmi su di morale. Con lui era una crescita continua, riusciva a insegnarmi ogni cosa col giusto peso. Era stato per me la misura di tutte le cose. Non riuscivo a realizzare, avevo bisogno di tempo e coraggio per accettare la realtà.

Tornai incredulo accanto a Martine, e le chiesi di raccontarmi più dettagli possibili sulla figura "dentro" lo specchio. Lei si limitò a scorrere con le dita la presunta sagoma del nostro ospite, a sua detta buono e sorridente. Cominciò a descrivermi la sua fisionomia, il suo viso tondo e barbuto, gli occhi allungati e uno sguardo profondo. Quando Martine mi disse che «cammina appoggiato a un bastone, sembra voglia indicarmi una strada», cercai in tutti i modi di intercettare con lei quell'immagine che finalmente si presentò ai miei occhi dopo qualche secondo. Era proprio il nonno, così come lo ricordavo dall'ultima visita; se ne stava in silenzio a guardarci. Io e Martine sorridemmo senza alcun motivo, abbracciandoci davanti allo specchio. Le mie lacrime bagnarono la sua bambola di pezza, ma a lei non importava. La terapia aveva appena cambiato senso di marcia e finalmente sembrava funzionare. La piccola riuscì a mantenere il contatto oculare con se stessa ed era felice di ripetere che non era sola, che si sentiva accolta. Ancora una volta, il nonno aveva quel potere unico e speciale di compiere miracoli.

Chiamai Camiller dal telefono fisso dell'ufficio per farlo assistere alla scena. Probabilmente quella sarebbe stata la prima volta in cui Martine, vedendolo, l'avrebbe chiamato «papà». Ci mettemmo in cerchio a danzare, con Martine che ci tirava per i pantaloni, ridendo a crepapelle. Il suo traguardo era una vittoria anche per noi, che in quel momento eravamo presi da emozioni contrastanti. Intanto si erano fatte le 17.00, che segnavano il termine delle prove orali e pratiche del concorso.

Mi precipitai sulle scale che conducevano al reparto dei tirocinanti, in cui vidi Ciarlene seduta in corridoio ad aspettare i risultati. Corsi da lei per sapere come stesse, la ascoltai e cercai di strapparle un sorriso, come meglio potevo. Quella sera avremmo mangiato una crêpe salata tutti insieme, per celebrare la fine di quel percorso intenso e faticoso. Appena tornata da scuola, Frankie prenotò alla creperia in fondo alla strada di casa nostra per evitare di non trovare posto. Dovevo assolutamente parlare con lei, chiederle un suggerimento prima di confidare a mia sorella quanto mi aveva detto Adeline. Prima di uscire di casa, le parlai della telefonata ricevuta dal villaggio, chiedendole di tenere la bocca chiusa sull'argomento, almeno per quella sera. Non volevo rovinare l'umore di Ciarlene che sarebbe arrivata già molto stanca.

Per la piccola Martine, una crêpe classica farcita al prosciutto cotto e rucola. Io e Camiller ordinammo la stessa, con crema di funghi e verdure miste. Frankie non aveva molta fame e decise di dividerla con Ciarlene, già sfamata dal rinfresco offerto dal reparto e servito a seguito del concorso. Approfittai dell'attesa per condividere con loro i nuovi risultati della terapia comportamentale di Martine, che finalmente dava buoni risultati. Brindammo alla salute della piccola, alla riunione della famiglia, alle piccole cose, al concorso di Ciarlene, alla felicità gratuita dettata dai sentimenti.

La crêpe salata era squisita e stavo già pensando di ordinarne un'altra quando Camiller si mise in piedi e tirò fuori dalla tasca dei pantaloni una ricetta medica stropicciata sulla quale c'erano scritti i risultati delle prove. Calò il silenzio tra noi: ci girammo tutti verso Camiller. «Risulta vincitrice del bando Ciarlene Lyghori!».

# CAPITOLO 30

Era riuscito a ricevere i risultati prima della pubblicazione ufficiale: Camiller non sbagliava un colpo e ancora una volta la sua arguzia si era dimostrata efficiente.

Ordinammo una bottiglia di bollicine per l'occasione: rese tutti entusiasti tranne me. Continuavo ad avere la testa altrove: il mio pensiero andava senza sosta al nonno, la sua presenza era diventata ancora più forte.

Contavo i minuti che mi separavano dalla terapia del giorno dopo, il momento in cui forse lo avrei forse rivisto accanto a me e alla piccola Martine, ma solo riflesso nello specchio. Frankie tossì più volte per richiamare la mia attenzione, preoccupata che fossi poco proattivo rispetto a quel momento così importante per Ciarlene.

«Mimo, cosa c'è? Aspettavamo questi risultati da tempo!», mi domandò guardando i miei occhi gonfi di lacrime.

Non potevo resistere un minuto di più: avevo bisogno di uscire a prendere una boccata d'aria e, alzandomi, le tirai la mano destra per farmi accompagnare all'uscio della creperia. Le raccontai dell'accaduto e scoppiai in lacrime, sfogando il malessere che stavo sopprimendo da ore. Frankie si limitò a un abbraccio lungo e sincero, un abbraccio di cui avevo bisogno come un assetato ha bisogno di un bicchiere d'acqua. Continuava a farmi presente che dovevo avere essere forte per il bene della famiglia, che il nonno non avrebbe voluto che nessuno soffrisse, e che quel dolore non lo avrebbe certo riportato indietro. Le sue parole erano per me un conforto prezioso, la sua mano consolatoria mi accarezzò il viso per incrociare la mia, di mano, distesa lungo il fianco sinistro, ancora tremante. Mi suggerì di accantonare la notizia per quella sera: mia sorella aveva tutto il diritto di festeggiare un traguardo importante. Seguii i suoi suggerimenti e mi tenni lontano, per quanto possibile, dalla tentazione di dirlo a Ciarlene. Camiller, che ci raggiunse dopo poco per avvisarci dell'arrivo dei colleghi, apprese il triste annuncio da Frankie. Anche lui sapeva come farmi tornare il buon umore e per tutta la serata non smise mai di lanciarmi sorrisi paterni e spontanei, ai quali era difficile rimanere distaccati. Lo avrei detto a Ciarlene quella stessa notte, quando saremmo rincasati: ritenevo giusto condividere la notizia visto che ci sarebbe stato il funerale. Le sue grida di dolore mi devastarono ma le accettai e le concessi di esprimere tutto il suo dolore restando in silenzio al suo fianco.

Il giorno dopo attendevo in studio l'arrivo di Martine e Camiller per proseguire nella terapia comportamentale allo specchio. La piccola si mostrò eccitata e pronta a riprendere i suoi compiti, ai quali si approcciava con una dinamicità e una serenità mai viste. I risultati registrati erano stati protocollati dall'ospedale che riconosceva tutte le cure necessarie per farla guarire totalmente e gratuitamente.

Erano giorni di cambiamento positivo e stavo proprio pensando a quello quando decisi di chiudere lo studio e rimanere con la luce spenta davanti allo specchio. Respiravo a bocca aperta e le vibrazioni positive del mio corpo si propagarono fino a scomparire nella figura del nonno, che si manifestò in tutta la sua autorevolezza di fronte al mio sguardo. La sua immagine era più nitida, lo vedevo felice e mi bastava pensarlo così: ero sicuro che da quel giorno non ci sarebbe più stata solitudine allo specchio, né per me né per Martine.

Lo ringraziai per l'amore che aveva saputo insegnarmi, per quello che mi aveva sempre donato anche da lontano.

Mi alzai in piedi per coprire il vetro dalla polvere, mi asciugai le lacrime e uscii di corsa dall'ufficio per andare a ritirare il camice bianco in lavanderia. Il giorno prima un mozzicone di sigaretta di Camiller me lo aveva macchiato; speravo di ritirarlo prima della pausa pranzo. Era il camice che avevo indossato il primo giorno di lavoro, quando ero solo una matricola e lavoravo al villaggio. Lo stesso camice che ogni volta veniva scrutato con minuzia dal nonno che col bastone mi faceva segno di chiudere il bottone sul collo. Quel bottone andava appuntato in segno di compostezza e disciplina, ripeteva lui, come se non fosse soltanto un dettaglio lasciato alla libera scelta. Ma come, anzi, il segno distintivo di quello che ero diventato grazie unicamente ai miei sacrifici.

Da quel giorno, al contrario, il bottone lo avrei volontariamente tenuto aperto, come segno di un'attesa eterna che non avrebbe mai più visto il suo ritorno.

# Indice

## Autopubblicazione di autori esordienti, un percorso di self-publishing

Dal 2016 **FdBooks** si occupa di supportare autori esordienti seguendoli nel percorso di autopubblicazione del libro, sostenendoli in ogni fase con un dialogo vero e attento. Si è deciso di svolgere questa attività il più possibile gratuitamente; perché il vero valore consiste nelle relazioni fra persone.

L'auspicio è che un giorno una vasta comunità sarà in grado di condividere beni e servizi a un prezzo sociale, ovvero scambiandoli con altri beni e servizi se necessario. Un sistema economico alternativo a quello odierno, che non scalzerà il modello capitalistico attuale, ma si accosterà a esso.

Si tratta di un impegno editoriale che esige grande caparbietà e passione.

## Recupero delle opere classiche oggi introvabili

Un libro dona libertà, conoscenza, è la possibilità di vivere esperienze nuove e diverse. Spesso però l'opera è irreperibile, oppure (è il caso di alcuni ebook) di difficile lettura, incompatibile con i diversi ebook-reader.

Se il libro ha già un secolo d'età probabilmente è scritto in un linguaggio desueto, talvolta i riferimenti e le note non sono in grado di dialogare con il lettore.

**FdBooks** offre i grandi testi del passato sia in cartaceo che in digitale, a un ottimo prezzo, in italiano e in lingua inglese. Circa 200 titoli, 4 diverse collane, distribuiti in tutto il mondo. I libri in catalogo sono tutti esenti da diritti di pubblicazione, ovvero gli autori sono di norma deceduti almeno settant'anni fa. Dunque ogni opera in catalogo è pubblica, è già di tutti. **FdBooks** ne cura l'edizione con una corretta impaginazione, corregge i refusi, aggiunge note se necessario e redige le due versioni cartacea e digitale. A un prezzo molto basso per il lettore.

Apparendo così in tutta la sua bellezza.

FdB

# FdBooks Collections

## Fiori di loto. *Non scordare le tue origini*

Alcune edizioni del passato, pur rilevanti per gli argomenti trattati e gli autori coinvolti, spesso non hanno oggi alcuna possibilità di pubblicazione in formato cartaceo. Colgo da terra tali edizioni, correggo i refusi, aggiorno se necessario la bibliografia e rendo il testo nuovamente disponibile al pubblico in formato ebook.

## p-mondi. *Mondi dove accade p*

Nasce la nuova sezione monografica della collana *Fiori di loto*. Un'idea editoriale anzitutto in formato cartaceo, ma anche digitale. Libretti tascabili, di scorrevole e pratica lettura. Da gustare ovunque, con calma.

## Nuovi graffiti. *Tratti in salvo*

Edizioni illustrate, segni del passato che ora tornano a nuova luce in una nuova e attualissima veste. Pubblicazioni da sfogliare soffermandosi sui dettagli, molto importanti.

## ABW. *Author's Best Works*

In the series *Author's Best Works*, FdBooks offers a selection of the best authors in world literature. Each book has interactive footnotes and chapter headings in clear and elegant typeset, and is available at a very affordable price. Because… *Culture is priceless, almost always*

## Auto da fé.

Una collana di nuove opere (esordienti e non) per consentire a tutti di pubblicare *gratis* il proprio manoscritto. La collana ha per nome *Auto da fé*, poiché l'atto di fede più importante è quello dell'autore nei confronti di se stesso, prima di rimettersi al pubblico giudizio.

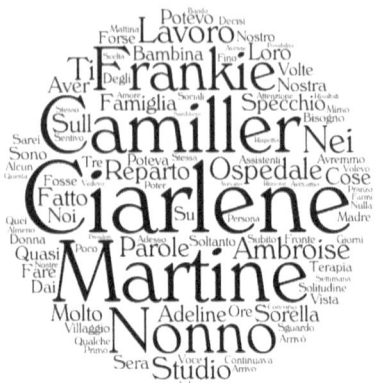

Printed by CreateSpace, An Amazon.com Company

Available from Amazon.com, CreateSpace.com, and other retail outlets

www.ingramcontent.com/pod-product-compliance
Lightning Source LLC
Chambersburg PA
CBHW050446290526
45786CB00006B/2182